Proteine + Aminosäuren

Proteine + Aminosäuren

Dr. Angela Bechthold

Stiftung Warentest

Inhaltsverzeichnis

Proteine und Aminosäuren verstehen

Der Protein-Boom und wie alles begann

„High Protein“ leuchtet es weiß auf schwarz aus der Kühltheke mit den Milchprodukten. „Proteinquelle“ steht auf Tüten mit Linsenchips. Schokoriegel gibt es „reich an Protein“. Eiweißbrot und Proteinmüsli sollen beim Abnehmen helfen. Sogar mit Proteinen angereicherte Fertiggerichte, Proteineis und Proteinwasser gehören mittlerweile zum Sortiment von Supermärkten und Discountern. Der Proteintrend hat das breite Lebensmittelangebot erreicht. Gesund, muskelaufbauend und sättigend soll es sein, viele Proteine zu essen – und es soll sogar schlank und schön machen.

Genuss ohne Reue und mit Mehrwert lautet das implizite Versprechen für gesundheitsbewusste Menschen. Auch Pulver, Shakes und Riegel für die Extraportion Proteine beziehungsweise Aminosäuren gibt es längst nicht mehr nur in Fitnessstudios oder im Fachhandel für Leistungssport und Bodybuilding, sondern etwa auch in Drogerien und diversen Onlineshops: Kollagendrinks für gesunde Gelenke und straffe Haut oder Kreatinpulver für starke Muskeln scheinen die Lösung für unterschiedlichste individuelle Bedürfnisse zu sein. Warum stehen Proteine heute so im Fokus?

Proteine, auch Eiweiß genannt, gehören neben Fett und Kohlenhydraten zu den sogenannten Makronährstoffen, aus denen der Körper Energie gewinnen kann. Die Makronährstoffe und ihre Rolle für Gesundheit und Krankheit sind seit Jahrzehnten Gegenstand wissenschaftlicher Studien und von Ernährungstrends, die dann von der Lebensmittelindustrie mit entsprechenden Angeboten aufgegriffen werden.

In den 1950er-Jahren war Fett „böse“ und Kohlenhydrate waren „gut“. „High Carb“ und „Low Fat“, also viele Kohlenhydrate und wenig Fett zu essen, galt als gesund. Zucker wurde – heute unvorstellbar – sogar als Schlankmacher beworben.

Dann wendete sich das Blatt und Fett bekam ein besseres Image. In den

1970er-Jahren entwickelte sich unter anderem die Atkins-Diät – „Low Carb" und „High Fat" hieß das neue Credo. Doch egal, ob die Menschen nun dem einen oder dem anderen Trend folgten – langfristigen Erfolg in Sachen Körpergewicht und Gesundheit hatten sie damit nicht. Die Stunde der Proteine schlug.

Mit den 2000er-Jahren rückten Proteine zunehmend in den Fokus der Ernährungsforschung. Eine Recherche in der wissenschaftlichen Datenbank PubMed nach „High Protein" zeigt: Im Jahr 1999 veröffentlichten Forschende 140 Studien zu diesem Thema, 2024 waren es mit 854 Studien sechsmal so viele. Waren es bis dahin vor allem Kraftsportler und Bodybuilderinnen, die reichlich Proteine zum Muskelaufbau konsumierten, so stieg das Ansehen dieses Nährstoffs auch darüber hinaus. Schließlich gab es aus den wissenschaftlichen Studien Hinweise darauf, dass eine gezielte Proteinzufuhr auch für ältere Menschen, Diätwillige und alle, die gesund und leistungsfähig bleiben wollen, von Vorteil sein könnte.

In den 2010er-Jahren griff die Lebensmittelindustrie das Thema „High Protein" auf und entwickelte eine Vielzahl an Produkten. Ohnehin proteinreiche traditionelle Lebensmittel bewarb sie verstärkt. Überzeugte Proteinfans, aber auch Influencerinnen und Hersteller von Nahrungsergänzungsmitteln preisen heute in den sozialen Medien Eiweißdiäten oder Proteinfasten an. All dies erweckt den Eindruck, dass viele Proteine immer besonders gut sind. Aber ist das wirklich so? Ist eine proteinreiche Ernährung nun tatsächlich das Wundermittel, als das sie oft verkauft wird?

Keine Frage – Proteine sind als Lieferanten von Aminosäuren, ihrer Bausteine, unverzichtbare Bestandteile einer gesunden Ernährung. Das werden Sie im Folgenden sehen. Doch der aktuelle Hype führt oft zu falschen Informationen und überzogenen Erwartungen. Wellness, Fitness und Anti-Aging mit extra vielen Proteinen und Aminosäuren – wie viel bewiesene Wirkung steckt hinter diesen Versprechen? In diesem Ratgeber finden Sie die derzeit wissenschaftlich gesicherten Fakten und Antworten auf wichtige Fragen rund um Proteine und Aminosäuren. So können Sie Mythen von Tatsachen unterscheiden und Ihren Weg zu einer gesunden Ernährung finden.

Proteine

Was sind Proteine – und warum sind sie lebenswichtig? Dieses Kapitel zeigt, wie vielfältig Proteine aufgebaut sind und warum ihre Struktur ihre Funktion bestimmt. Sie erfahren, was Proteine in Ihrem Körper alles leisten. Kein biologischer Prozess kommt ohne sie aus.

Bausteine des Lebens

Proteine, auch Eiweiß genannt, sind unverzichtbare Nährstoffe und Bausteine allen Lebens: Sie sind für die meisten Funktionen Ihres Körpers zuständig. Sie machen zudem den größten Teil seiner Strukturen aus – etwa von Haaren, Fingernägeln, Knochen und Muskeln. Alle Zellen inklusive ihrer Membranen sind mit Proteinmolekülen gefüllt. Diese machen gut ein Zehntel des Gewichts einer Körperzelle aus.

DAS KÖRPERGEWICHT EINES ERWACHSENEN besteht zu 15 Prozent aus Proteinen. Je nach Alter, Geschlecht und Körperbau enthält der Körper zwischen 7 und 13 Kilogramm davon. Die Proteinmasse ist bei Männern höher als bei Frauen und bei jüngeren höher als bei älteren Menschen. Etwa die Hälfte des Körperproteins befindet sich in der Muskulatur und ein Viertel im Bindegewebe. Das restliche Viertel ist in den übrigen Organen, den Immunzellen und im Blut lokalisiert.

Proteine sind große Moleküle, die sich aus vielen kleineren Molekülen zusammensetzen: den Aminosäuren. Von diesen Grundbausteinen der in der Natur vorkommenden Proteine gibt es 20 verschiedene, in der Fachsprache proteinogene Aminosäuren genannt. Diese Aminosäuren haben zwar alle den gleichen Grundaufbau und enthalten das lebenswichtige Element Stickstoff (siehe „Stickstoffquelle“ Seite 24) in der sogenannten Aminogruppe. Sie unterscheiden sich aber jeweils durch einen spezifischen Rest, der ihre unterschiedlichen Eigenschaften bestimmt. Zwei der proteinogenen Aminosäuren enthalten auch Schwefel (siehe „Methionin“ Seite 38 und „Cystein“ Seite 50). Darüber hinaus enthalten einige Proteine als 21. proteinogene Aminosäure Selenocystein, eine besondere Form der Aminosäure Cystein, bei der ein einzelnes Bauteil – das Schwefelatom – durch ein Selenatom ersetzt wurde.

Die unterschiedlichen Aminosäuren liegen in einem Protein miteinander verknüpft vor und bilden Ketten. Diese Aminosäurenketten können unterschiedlich lang sein. Reihen sich bis zu 100 Aminosäuren aneinander, spricht man genau genommen von einem Peptid, bei mehr als 100 Aminosäuren von einem Protein. So ist beispielsweise das Hormon Insulin ein Peptid aus 51 Aminosäuren, während das in Muskeln vorkommende Protein Titin aus circa 30 000 Aminosäuren besteht.

FAST ALLES IM MENSCHLICHEN ORGANISMUS ist von oder aus Proteinen gemacht. Das gilt auch für alle anderen lebenden Organismen, von Bakterien über Pflanzen bis hin zu Tieren. Alle Lebewesen stellen selbst ihre eigenen, artspezifischen Proteine her.

Von Aminosäuren zu komplexen Proteinen

Wenn Sie ein Stück Käse oder eine Erdnuss essen, nehmen Sie Proteine auf. Denn wie wir bestehen auch Tiere und Pflanzen aus Proteinen. Wenn wir sie essen, essen wir also auch Proteine. Ihr Magen und der Darm verdauen die Proteine, die dabei in kleine Bruchstücke, Peptide genannt, und ihre Einzelbausteine, die Aminosäuren, zerlegt werden. Aus diesen Aminosäuren stellt Ihr Körper wieder seine ganz eigenen Proteine her:

In den Zellen Ihres Körpers gibt es kleine Proteinfabriken, die Ribosomen. Darin produziert Ihr Körper aus Aminosäuren immer genau die Proteine, die er gerade benötigt. Dieser Vorgang heißt Proteinbiosynthese oder Genexpression. Denn der Bauplan der benötigten Proteine ist in den Genen, also bestimmten Abschnitten der DNA (Desoxyribonukleinsäure), gespeichert. Da sich die DNA im innersten Kern der Zellen befindet, muss sie zunächst – durch Enzyme, die selbst Proteine sind – dort abgelesen und kopiert werden. Die Kopie, die sogenannte mRNA (mitochondriale Ribonukleinsäure), wandert vom Zellkern zu den Ribosomen.

Dort werden definierte Abschnitte der mRNA in die jeweiligen Aminosäuren übersetzt. Eine Transfer-RNA holt die passenden Aminosäuren aus einem in der Zelle vorliegenden Pool zur Proteinfabrik. Die Aminosäuren ketten sich nach und nach aneinander, sodass ein Protein entsteht.

Je nach Bauplan können die verschiedenen proteinogenen Aminosäuren dabei auf unterschiedlichste Weise kombiniert und angeordnet werden, um eine nahezu unendliche Vielfalt an Proteinen zu bilden.

FÜR DEN AUFBAU VON PROTEINEN aus Aminosäuren spielen wichtige Schalter in der Zelle eine zentrale Rolle, nämlich Enzyme wie der sogenannte mTOR-Komplex I (Torc1, abgekürzt für Target of Rapamycin Complex), der selbst ein Protein ist. Er wird sinnvollerweise wiederum durch Aminosäuren reguliert: Freie Aminosäuren – also verfügbare Proteinbausteine – aktivieren Torc1 und fördern so den Aufbau von Proteinen. Fehlen hingegen freie Aminosäuren, wird die Proteinproduktion ausgeschaltet.

Proteindesign und künstliche Aminosäuren – Vielfalt ohne Grenzen

Forschende finden ständig mehr über den komplexen Zusammenhang zwischen der genetisch bedingten Reihenfolge von Aminosäuren und der räumlichen Struktur von Proteinen heraus, auch dank künstlicher Intelligenz. So gelingt es immer besser, Proteine nachzubauen oder Proteine mit einer bestimmten Struktur und Funktion neu zu entwerfen und künstlich herzustellen: Per Proteindesign lassen sich beispielsweise passgenaue Antikörper für Therapien von Krankheiten, Trägerstoffe für Wirkstoffe oder Enzyme für chemische Reaktionen im Labor erschaffen. Forschende entwickeln auch künstliche Aminosäuren, die etwa die Diagnose von Krankheiten wie COVID-19 und die Herstellung hoch präziser Medikamente ermöglichen.

DIE VIELFÄLTIGEN FORMEN DER PROTEINE verleihen ihnen ihre zahlreichen Funktionen. So können Proteine entstehen, die extrem stark sind, wie in Seidenfasern, oder flexibel und elastisch, wie das Elastin in unserer Haut. Die Proteine, die eine Zelle produziert, bestimmen, was sie tun kann. Unsere Zellen sind unablässig damit beschäftigt, Tausende verschiedener Proteine herzustellen, die unseren Körper am Laufen halten. Ändert sich die Struktur eines Proteins, so ändert sich auch seine Aktivität.

Die Aminosäurenkette kann sich entweder zu einer Kugel formen, die gut wasserlöslich ist. In diesem Fall sprechen wir von globulären Proteinen. Dazu gehören beispielsweise Enzyme – die Biokatalysatoren unseres Stoffwechsels–, der rote Blutfarbstoff Hämoglobin und verschiedene Hormone. Oder die Aminosäurenkette ist lang gestreckt und eher schlecht wasserlöslich. Zu diesen sogenannten fibrillären Proteinen gehören Proteine, die unsere Körperstrukturen erhalten, wie Kollagen, Keratin und Fibrinogen.

Je nachdem, wie eine Aminosäurenkette geformt und dreidimensional im Raum angeordnet ist, erhält ein Protein also seine einmalige Funktion. Zum Beispiel sorgt die einzigartige Anordnung von Aminosäuren in den Antikörpern in unserem Blut dafür, dass die Antikörper sich an bestimmte Krankheitserreger anheften und diese für die Zerstörung durch Zellen des Immunsystems markieren können.

Dabei gibt es einfache Proteine, die ausschließlich aus einer Kette von Aminosäuren bestehen. In Pflanzen und Tieren, einschließlich des Menschen, gibt es aber auch komplexe Proteine: Unterschiedliche Aminosäurenketten lagern sich zu einem Proteinkomplex mit spezifischer Funktion zusammen. Auch kann sich die Aminosäurenkette mit anderen Molekülen verbinden. Gemeinsam mit Fetten (Lipiden) beispielsweise bilden Proteine die Lipoproteine im Blut, die das Cholesterin transportieren. Zusammen mit kleinen Zuckermolekülen (Kohlenhydraten) entstehen sogenannte Glykoproteine. Dazu zählen beispielsweise Schleim, einige Hormone und die Antikörper (Immunglobuline). Auch mit anderen Molekülen oder einzelnen Elementen wie beispielsweise Eisen oder Kupfer gehen manche Proteine eine Verbindung ein. So gibt es zum Beispiel in der Netzhaut des menschlichen Auges den Sehfarbstoff Rhodopsin, in dem das Protein Opsin mit einer Form des Vitamin A verbunden ist. Im Hämoglobin, das den Sauerstoff im Blut transportiert, ist das Protein Globin mit einer eisenhaltigen Gruppe, dem Häm, liiert.

Proteine – die Multitalente des Körpers

Proteine sind – wie gesagt – die Bausteine vieler Strukturen und helfen bei fast allen Vorgängen im Körper. Die in Ihrem Körper gebildeten Proteine können durch ihre vielfältigen Formen und den jeweils einzigartigen Aufbau zahlreiche Aufgaben und Funktionen übernehmen. Dabei interagieren sie oft untereinander und mit anderen Molekülen. Diese Wechselwirkungen können zum Beispiel Gene „anschalten“, Stoffe transportieren oder Nachrichten von einer Zelle zur anderen übermitteln. Je nachdem, wofür Proteine im menschlichen Körper zuständig sind, kann man sie einer der folgenden Proteinarten zuordnen:

- **Strukturproteine:** Diese Proteine bilden das Gerüst von Geweben oder Zellen und sorgen meist für Stabilität. Dazu zählen unter anderem das Kollagen in Knochen, Sehnen und Knorpel, das Elastin der Haut und in den Blutgefäßen sowie das Keratin als Bestandteil von Haaren und Nägeln.
- **Enzyme:** Das sind Proteine, die biochemische Reaktionen beschleunigen. Deshalb nennt man sie auch Biokatalysatoren. Sie steuern fast alle chemischen Reaktionen im Körper, vom Ablesen der Gene über die Energieproduktion bis hin zur Verdauung. Beispiele

sind Verdauungsenzyme wie Laktase, Amylase und Pepsin, die Milchzucker, Stärke beziehungsweise Proteine spalten.

- **Transportproteine:** Sie binden Stoffe und bringen sie im Körper von A nach B oder schleusen sie durch Zellmembranen hindurch. So sorgt beispielsweise Hämoglobin in den roten Blutkörperchen für den Sauerstofftransport im Blut, und sogenannte Glukosetransporter bringen Zuckermoleküle zur weiteren Verwertung in die Zellen.
- **Rezeptorproteine:** Sie ermöglichen an Zellmembranen, dass Stoffe an sie andocken und so in die Zelle transportiert werden können. Auch gibt es Rezeptorproteine in den Zellen am Zellkern, wo sie steuern, ob Gene abgelesen und Proteine produziert werden. Beispiele hierfür sind der LDL-Rezeptor, der das Cholesterin in die Zellen schleust, sowie der Vitamin-D-Rezeptor am Zellkern, der unter anderem dafür sorgt, dass im Darm ein Protein für die Aufnahme von Calcium aus der Nahrung entsteht.
- **Abwehrproteine:** Auch bekannt als Immunglobuline oder Antikörper. Sie können körperfremde Strukturen, sogenannte Antigene, im Körper erkennen und initiieren, dass diese vom Immunsystem bekämpft werden. So verhindert zum Beispiel Immunglobulin A in der Schleimhaut des Darms, dass krankmachende Bakterien ins Blut gelangen: Immunglobulin A erkennt und bindet diese Bakterien und löst so weitere Immunreaktionen aus, um sie abzutöten.
- **Hormone:** Das sind Botenstoffe, von denen einige auch Peptide und Proteine sind. Diese Botenstoffe helfen dabei, wichtige Stoffwechselvorgänge zu steuern und zu kontrollieren. Die Hormone Insulin und Glucagon sorgen zum Beispiel dafür, den Blutzuckerspiegel zu regulieren. Das Wachstumshormon Somatotropin fördert bei Kindern und Jugendlichen das Körperwachstum und beeinflusst auch bei Erwachsenen viele aufbauende Stoffwechselprozesse.
- **Motorproteine:** Sie ermöglichen, dass Ihre Zellen und Muskeln sich bewegen können. Sie bilden das

bewegliche Skelett von Zellen und sorgen für Transportprozesse und Signalweiterleitung innerhalb der Zelle. Beispiele sind Aktin und Myosin im Skelettmuskel.

ZELLEN SIND LEBENDIG UND BEWEGLICH – ein Großteil davon wird von Proteinen angetrieben. Denn Proteine sind flexibel und dynamisch. Motorproteine zum Beispiel biegen und schwingen sich, um buchstäblich über das Skelett einer Zelle zu laufen. Und wenn der Neurotransmitter Acetylcholin an sein Rezeptorprotein bindet, verschiebt sich das gesamte Proteinmolekül, wodurch sich in seinem Zentrum ein Loch öffnet. Durch diese Öffnung strömt Natrium in die Zelle ein und setzt eine Kettenreaktion in Gang, die ein Nervensignal im Gehirn auslöst.

Auch die meisten der im menschlichen Körper vorkommenden kleineren Peptide erfüllen sehr wichtige Aufgaben. Dazu zählen nicht nur die eben schon erwähnten Peptidhormone. Auch die Endorphine sind beispielsweise körpereigene Peptide aus dem Gehirn, die schmerzstillend und euphorisierend wirken. Enkephaline sind ähnlich wirkende Peptide, die aus dem Darm stammen. Beide gehören zum Opioidsystem des Körpers. Andere bioaktive Peptide wie das Glutathion sind beispielsweise Teil der antioxidativen Abwehr des Körpers – das heißt, sie schützen die Zellen vor schädlichen Sauerstoffverbindungen. Außerdem sind sie daran beteiligt, körperfremde Substanzen zu entgiften.

Recycling im Körper – Balance zwischen Auf- und Abbau

Die Proteine, die in Ihrem Körper wirken, sind kaum älter als ein paar Wochen, manche existieren sogar nur für wenige Minuten. Lediglich Strukturproteine wie das Keratin bleiben mehrere Jahre bestehen. Das Muskelprotein Myosin wird etwa zwei Monate alt. Antikörper verschwinden nach ein paar Tagen wieder von der Bildfläche, manche Hormone und Enzyme innerhalb von wenigen Minuten, nachdem sie zur Erfüllung ihrer Funktion produziert wurden.

Das heißt, Ihr Körper setzt in all seinen Organen ständig Proteine um: Täglich baut ein gesunder Erwachsener etwa 250 bis 300 Gramm Proteine ab und die gleiche Menge wieder auf. Genauer gesagt sind es 3 bis 4 Gramm Proteine pro Kilogramm Körpergewicht. Zu Beginn des Lebens und während des Wachstums ist der Umsatz sehr viel höher – bei Säuglingen beträgt er mehr als 15 Gramm pro Kilogramm Körpergewicht.

Ein Teil der beim Abbau von Proteinen im Körper frei werdenden Aminosäuren steht zusammen mit den Aminosäuren aus proteinhaltigen Lebensmitteln wieder für den Aufbau neuer, körpereigener Proteine zur Verfügung.

Die Aminosäuren aus dem Proteinabbau im Körper und die aus der Ernährung bilden zusammen mit einigen im Körper selbst gebildeten Aminosäuren einen Pool an freien Aminosäuren in Geweben und im Blut. Aus diesem Pool bedient sich der Körper für den Aufbau seiner eigenen Proteine.

Je nachdem, wie viele und welche Aminosäuren aus der Ernährung zur Verfügung stehen, recycelt der Körper mehr oder weniger von den Aminosäuren aus dem Abbau von Körperproteinen. Ohne ein solch effektives Recyclingsystem wäre der hohe Umsatz von Proteinen im Körper kaum möglich.

Beim Abbau von Proteinen gehen immer auch Proteinbausteine, das heißt Aminosäuren, verloren. Deshalb ist es lebensnotwendig, Proteine

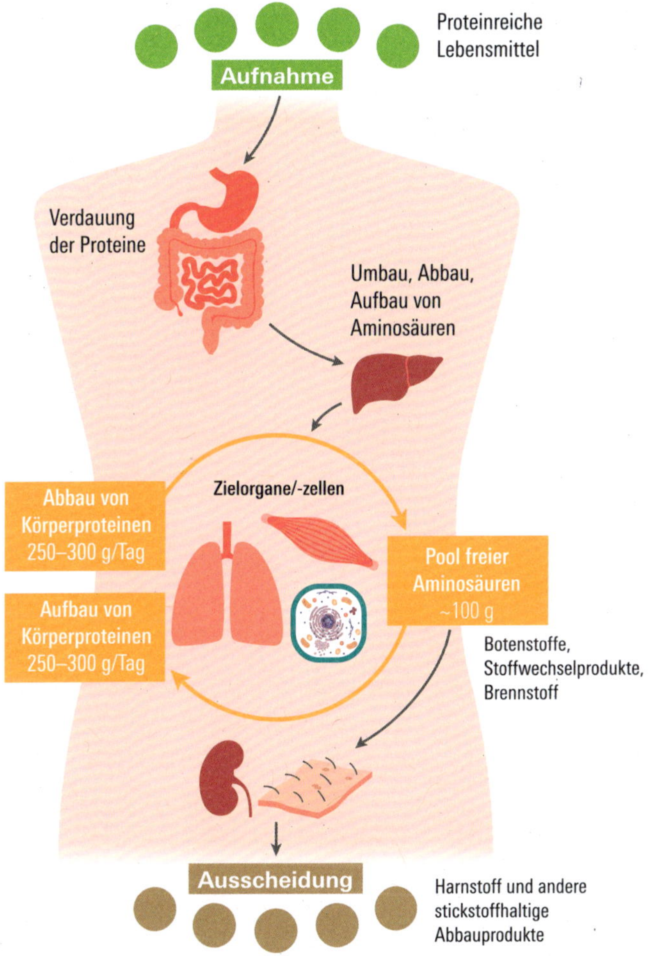

Der Stoffwechsel von Proteinen im menschlichen Körper.

mit der Ernährung aufzunehmen. Dabei ist der Proteinbedarf im Grunde genommen ein Bedarf an Aminosäuren. Denn: Alle Auf- und Abbauprozesse des Proteinstoffwechsels beginnen und enden immer mit freien Aminosäuren. Da jedoch in Lebensmitteln die Aminosäuren praktisch vollständig in Form von Proteinen vorliegen, spricht man von Proteinbedarf (siehe „Proteinquellen erschließen“ ab Seite 65).

ZWISCHEN ABBAU UND AUFBAU VON PROTEINEN im Körper besteht in der Regel ein dynamisches Gleichgewicht. Voraussetzung für die Neubildung körpereigener Proteine ist, dass alle proteinogenen Aminosäuren sowie Energie aus Kohlenhydraten und Fetten in ausreichender Menge vorhanden sind. Wenn das nicht der Fall ist, kann der Körper nicht alle benötigten Proteine aufbauen.

Aminosäuren

Aminosäuren sind viel mehr als nur Bausteine von Proteinen: Sie wirken in Ihrem Körper als Botenstoffe, dienen als Ausgangsstoffe für andere Stoffwechselprodukte und liefern lebenswichtigen Stickstoff. Dieses Kapitel zeigt ihre Aufgaben – und warum der Körper eine verlässliche Zufuhr verschiedener Aminosäuren braucht.

Mehr als nur Proteinbausteine

Die proteinogenen Aminosäuren dienen in erster Linie als Bausteine von Proteinen. Sie können aber sehr viel mehr. Daneben gibt es auch noch andere Aminosäuren, die in Ihrem Körper beziehungsweise in der Natur vorkommen, nämlich nichtproteinogene Aminosäuren, die zwar keine Proteinbausteine sind, aber andere Zwecke erfüllen. Über 100 solcher nichtproteinogenen Aminosäuren sind bekannt.

Signalgeber und Vorläufer

Einige Aminosäuren fungieren als Neurotransmitter im zentralen Nervensystem. Das heißt, sie übertragen Reize von einer Nervenzelle zu einer anderen Zelle, wie die Aminosäure Glutamat (siehe Seite 57) im Gehirn und Glycin (siehe Seite 58) im Rückenmark. Andere Aminosäuren sind selbst keine Neurotransmitter, aber Vorstufen für diese körpereigenen Substanzen. Zum Beispiel entsteht aus der Aminosäure Tryptophan (siehe Seite 43) der Neurotransmitter Serotonin, der im zentralen Nervensystem emotionale Prozesse beeinflusst und in anderen Organen unter anderem auf die Blutgefäße wirkt.

Außer den Neurotransmittern gehen aus Aminosäuren in Ihrem Körper auch zahlreiche andere bioaktive Metabolite hervor. Das sind Produkte des Stoffwechsels, die wichtige Aufgaben im Körper haben. So ist beispielsweise die Aminosäure Tyrosin die Vorstufe für die Schilddrüsenhormone Thyronin und Thyroxin. Andere wichtige Verbindungen, die aus Aminosäuren entstehen, sind zum Beispiel Stickstoffmonoxid, Taurin, Creatin, L-Carnitin, Melanin oder S-Adenosyl-Methionin, kurz SAM genannt. Sogar ein Vitamin ist unter den Abkömmlingen der Aminosäure: Der Mensch kann – in geringem Umfang – aus der Aminosäure Tryptophan das B-Vitamin Niacin herstellen.

Weitere ausgewählte Beispiele für wichtige Stoffwechselprodukte, die aus Aminosäuren entstehen, finden Sie bei der Beschreibung der einzelnen Aminosäuren (siehe ab Seite 27) und in der Tabelle im Anhang (siehe ab Seite 186).

Bei Bedarf auch Brennstoff

Aminosäuren, die der Körper nicht zum Aufbau von Proteinen oder anderen Metaboliten braucht, baut er um beziehungsweise ab. Aus manchen Gerüsten der Aminosäuren entsteht das Zuckermolekül Glukose, aus anderen entstehen Fettsäuren und sogenannte Ketonkörper als energieliefernde Stoffe. Dabei setzt der Körper stickstoffhaltige Ammoniumionen frei, die er weiter verwertet oder ausscheidet.

Bei Bedarf kann der Körper die Gerüste der Aminosäuren vollständig „verbrennen". Das heißt, er baut sie vollständig ab, um Energie zu gewinnen. Wenn insgesamt genug Energie (Kalorien) aus Fett und Kohlenhydraten da ist, spart der Körper die wertvollen Aminosäuren aber weitgehend. Denn schließlich besitzen alle Proteine lebensnotwendige Funktionen und es gibt keinen Speicher für Proteine als Energiereserve. Ausnahmen sind bestimmte Zellen des Immunsystems, des Darms und die weißen Blutkörperchen, die ihren Energiebedarf größtenteils über die Aminosäuren Glutamin, Glutamat und Aspartat decken. Liefert aber die Ernährung nicht ausreichend Energie und Proteine, muss der Körper Proteine abbauen, um aus den Aminosäuren Energie zu gewinnen. Er kann aber nur etwa 1 Prozent des Körperproteins bei Bedarf und ohne Funktionseinbußen aus der Leber, den Nieren und der Darmschleimhaut mobilisieren. Anders als bei Kohlenhydraten und Fett kommt es daher bei unzureichender Zufuhr – etwa bei einer sehr kalorienarmen Diät – schnell zu Funktionseinbußen wie dem Abbau von Muskelmasse, weil der Körper seinen Proteinbestand aufbrauchen muss. Liefert die Ernährung hingegen insgesamt zu viel Energie und Proteine, dann muss der Körper die überschüssigen Aminosäurengerüste verbrennen.

BEIM ABBAU VON PROTEINEN beziehungsweise Aminosäuren als Energiequelle liefert 1 Gramm Proteine dem Körper 4 Kilokalorien (17 Kilojoule). Proteine sind jedoch aufgrund ihrer hohen spezifischen Funktionen im Vergleich zu Fett und Kohlenhydraten kein günstiger Energielieferant. Außerdem muss der Körper die Stickstoffverbindungen, die beim Abbau von Proteinen entstehen, unter relativ hohem Aufwand ausscheiden. So ist es für den Körper nicht ökonomisch, wertvolle Aminosäuren zu verbrennen. Bei ausreichender Energie aus Fett und Kohlenhydraten trägt die Verbrennung von Proteinen beziehungsweise Aminosäuren selbst bei körperlicher Aktivität nur zu 5 bis 15 Prozent zum Energiegewinn bei.

Stickstoffquelle

Charakteristisch für Aminosäuren beziehungsweise Proteine ist, dass sie das Element Stickstoff enthalten. Im Mittel bestehen 100 Gramm Proteine aus 16 Gramm Stickstoff, den wir unter anderem als Signalstoff und für die Neubildung von Aminosäuren brauchen. Der Mensch deckt seinen Stickstoffbedarf fast ausschließlich mit den Aminosäuren der Proteine aus der Ernährung. Beim Um- und Abbau von Aminosäuren wird Stickstoff in Form von Ammoniak beziehungsweise Ammoniumionen frei. Diesen Stickstoff benötigt der Körper wiederum für die körpereigene Bildung bestimmter Aminosäuren und einer ganzen Reihe anderer, zum Teil komplexer Moleküle wie DNA und RNA. Überschüssigen Stickstoff aus dem Abbau von Aminosäuren entsorgt der Körper hauptsächlich über die Nieren mit dem Urin. Dafür muss die Leber den allergrößten Teil des in Form von Ammoniak vorliegenden Stickstoffs zunächst in Harnstoff einbauen. Das ist ein gut wasserlöslicher und weniger giftiger Abfallstoff. Denn Stickstoff in Form von Ammoniak kann schon in geringer Konzentration giftig für das Nervensystem sein. Außer mit dem Urin verliert der Körper auch kleine Mengen an Stickstoff mit dem Stuhl, mit abgeschilferten Hautzellen, Haaren und Nägeln sowie dem Schweiß und anderen Körpersekreten.

Schön ausgeglichen – die Stickstoffbilanz

Bei gesunden Erwachsenen, die sich bedarfsdeckend mit Proteinen und Energie ernähren, scheidet der Körper so viel Stickstoff aus wie er mit den Nahrungsproteinen aufnimmt: Die Stickstoffbilanz ist ausgeglichen.

Die Bilanz zwischen dem Abbau von Proteinen beziehungsweise Aminosäuren und dem Proteinaufbau sowie die der Ausscheidung von Stickstoff wird im Körper durch zahlreiche Hormone reguliert. So kann sich der

Körper an unterschiedliche Stoffwechselsituationen und Proteinzufuhren aus der Ernährung anpassen. Da es sehr variabel ist, wie viele Proteine in welcher Qualität die Ernährung liefert, sind es vor allem der Abbau und die Ausscheidung von Aminosäuren, die der Körper zum Ausgleich der Stickstoffbilanz nutzt.

Liefert die Ernährung gar keine Proteine, drosselt der Körper den Abbau seiner Proteine und nachfolgend der Aminosäuren auf ein Mindestmaß. Ganz einstellen kann er den Abbau aber nicht, sodass er immer etwas Stickstoff verliert. Fachleute sprechen dabei vom obligatorischen – nicht vermeidbaren – Verlust. Dieser beträgt täglich etwa 54 Milligramm Stickstoff pro Kilogramm Körpergewicht. Bei einem Durchschnittsmenschen mit einem Körpergewicht von 75 Kilogramm entspricht das 4 Gramm Stickstoff pro Tag. Für die Ernährung bedeutet das also, dass sie genug Aminosäuren in Form von Proteinen liefern muss, um die Stickstoffbilanz auszugleichen. Liefert die Ernährung Aminosäuren im Überfluss, wird das Kohlenstoffgerüst verbrannt und der Stickstoff über den Urin ausgeschieden. Welche Mengen „genug" und „im Überfluss" sind, das lesen Sie im Kapitel „Proteinquellen erschließen" ab Seite 65.

NEHMEN WIR MIT DEN AMINOSÄUREN der Nahrungsproteine so viel Stickstoff auf wie unser Körper ausscheidet, ist die Stickstoffbilanz ausgeglichen. Während des Wachstums oder eines Muskelaufbautrainings – also beim Aufbau neuer Proteine und Gewebe – kann der Körper jedoch mehr Stickstoff zurückhalten als ausscheiden. Wenn das der Fall ist, spricht man von einer positiven Stickstoffbilanz. Umgekehrt kann die Ausscheidung die Aufnahme übersteigen, wenn etwa durch zehrende Krankheiten oder großflächige Wunden vermehrt Stickstoff freigesetzt wird. In diesem Fall ist die Stickstoffbilanz negativ. Der Bedarf an Proteinen ist in beiden Fällen erhöht.

Verschiedene Typen von Aminosäuren

Wie Sie sehen können, ist der Körper unbedingt darauf angewiesen, dass Aminosäuren ständig verfügbar sind. Je nachdem, ob der Körper sie selbst herstellen kann oder nicht, werden

Aminosäuren in verschiedene Typen eingeteilt:

- **Unentbehrlich oder essenziell:** Manche der proteinogenen Aminosäuren kann der menschliche Körper nicht selbst herstellen, sodass er sie mit der Nahrung aufnehmen muss. Sie gehören zu den sogenannten unentbehrlichen oder essenziellen Aminosäuren.
- **Entbehrlich oder nicht essenziell:** Andere Aminosäuren kann der Körper selbst herstellen, weshalb man sie als entbehrliche oder nicht essenzielle Aminosäuren bezeichnet.
- **Bedingt unentbehrlich oder semi-essenziell:** Wieder andere proteinogene Aminosäuren kann der Körper eigentlich selbst herstellen, aber in bestimmten Situationen oder unter bestimmten Bedingungen ist er dazu nicht in der Lage. Diese Aminosäuren gehören zu den bedingt unentbehrlichen oder semi-essenziellen Aminosäuren.
- **Nichtproteinogene Aminosäuren:** Der Körper kann sie in der Regel selbst herstellen. Nur, wenn die entsprechenden Stoffwechselwege gestört sind, kann es notwendig sein, diese Aminosäuren mit der Nahrung aufzunehmen. Im Folgenden lernen Sie die einzelnen Aminosäuren der jeweiligen Typen näher kennen.

L- UND D-FORMEN: Wenn Sie sich mit Nährstoffen wie den Aminosäuren beschäftigen, werden Sie vielleicht die Buchstaben „L" und „D" vor dem Namen sehen, zum Beispiel L-Arginin oder D-Arginin. Diese Buchstaben geben die räumliche Anordnung der Moleküle an: Die L-Form („L" für lateinisch laevus = links) ist spiegelbildlich zur D-Form („D" für lateinisch dexter = rechts) aufgebaut. Der menschliche Körper kann bei den Aminosäuren nur die natürlich und hauptsächlich vorkommende L-Form verwerten. Wenn der Buchstabe – wie in diesem Ratgeber oder auch auf Nahrungsergänzungsmitteln – nicht genannt ist, ist in der Regel die L-Form gemeint.

Zufuhr lebens-notwendig

Neun Aminosäuren sind für Ihren Körper unentbehrlich – er kann sie nicht selbst herstellen und ist auf die regelmäßige Zufuhr über die Ernährung angewiesen. Fehlt auch nur eine davon, gerät der Aufbau körpereigener Proteine ins Stocken. Lesen Sie im Folgenden, welche Aminosäuren das sind und wie hoch der Tagesbedarf ist.

Die Ernährung muss liefern

Von den 20 proteinogenen Aminosäuren kann der Mensch neun Vertreter nicht selbst herstellen. Wenn eine Person diese neun nicht regelmäßig in ausreichender Menge mit der Ernährung aufnimmt, treten Mangelerscheinungen auf. Das heißt, ihre ausreichende Zufuhr ist unentbehrlich oder essenziell. Hierzu zählen Histidin, Isoleucin, Leucin, Lysin, Methionin, Phenylalanin, Threonin, Tryptophan und Valin.

Für diese unentbehrlichen oder essenziellen Aminosäuren besteht ein wissenschaftlich begründeter Tagesbedarf, den Sie in den Tabellen bei den einzelnen Vertretern im Folgenden finden. Dabei handelt es sich um Werte der Weltgesundheitsorganisation (WHO), die auch von der Deutschen Gesellschaft für Ernährung (DGE) für Deutschland übernommen wurden.

Wie Sie sehen werden, ist der Bedarf an unentbehrlichen Aminosäuren bei Säuglingen aufgrund der hohen Rate des Proteinaufbaus am höchsten und sinkt mit zunehmendem Alter. Neben der Menge einzelner Aminosäuren kommt es in der Ernährung aber auch entscheidend auf das Verhältnis der Aminosäuren zueinander an. Dennoch gibt es für einzelne Aminosäuren keine empfohlenen Tageszufuhren. Eine empfohlene Tageszufuhr spricht die DGE aber für Proteine aus, da gesunde Menschen Aminosäuren nahezu ausschließlich in Form von Proteinen beziehungsweise proteinhaltigen Lebensmitteln aufnehmen. Lesen Sie dazu mehr im Kapitel „Proteinquellen erschließen" ab Seite 65.

DIE UNENTBEHRLICHEN AMINOSÄUREN sind in unterschiedlichen Mengen in einer Vielzahl von Lebensmitteln enthalten. Proteine, die in Fisch, Fleisch, Eiern und einigen Milchprodukten enthalten sind, sind gut mit den lebensnotwendigen Aminosäuren bestückt. Die Proteine in pflanzlichen Lebensmitteln enthalten – mit Ausnahme von Hülsenfrüchten – weniger unentbehrliche Aminosäuren als die in tierischen Lebensmitteln.

HISTIDIN

Die Aminosäure Histidin ist auf jeden Fall für Säuglinge unentbehrlich. Der Körper ist im Säuglingsalter nicht in der Lage, Histidin in ausreichender Menge zu bilden. Ob das auch für Erwachsene gilt, ist wissenschaftlich nicht ganz geklärt. Allerdings zeigen Untersuchungen mit Erwachsenen, dass bei längerfristiger Ernährung ganz ohne Histidin der Blutspiegel dieser Aminosäure abfällt und subklinische – das heißt nur schwer erkennbare – Mangelerscheinungen auftreten. Das deutet darauf hin, dass auch Erwachsene diese Aminosäure nicht in ausreichender Menge selbst herstellen können.

BEDARF: Bei Säuglingen, Kindern und Jugendlichen ist der Bedarf an Histidin aufgrund des Wachstums höher als bei Erwachsenen. Denn in Wachstumsphasen muss Gewebe neu aufgebaut werden, während später nur die Verluste ausgeglichen werden müssen. Bei Säuglingen beträgt der Tagesbedarf 22 Milligramm pro Kilogramm Körpergewicht, bei Erwachsenen nur noch 10 Milligramm. Wer im Erwachsenenalter 75 Kilogramm wiegt, hat also einen Bedarf von 750 Milligramm pro Tag.

HISTIDIN Tagesbedarf

Alter	Durchschnittlicher Bedarf an Histidin pro kg Körpergewicht pro Tag
0,5 Jahre	22 mg
1–2 Jahre	15 mg
3–10 Jahre	12 mg
11–14 Jahre	12 mg
15–18 Jahre	11 mg
Erwachsene	10 mg

FUNKTION: Histidin ist während des Wachstums für den Aufbau von Gewebe wichtig. Außerdem entsteht aus Histidin – in einem von Vitamin B_6 abhängigen Prozess – das Histamin. Histamin ist ein sogenanntes biogenes Amin, also eine stickstoffhaltige Verbindung, die im Körper wirkt. Es wirkt als Gewebshormon und kommt fast überall im menschlichen Körper vor, jedoch besonders konzentriert in bestimmten Zellen der Schleimhaut des Magens. Histamin stimuliert dort die Magensäure (Salzsäure), die bei der Verdauung der Nahrungsproteine hilft und den Mageninhalt desinfiziert. Bei entzündlichen und allergischen Reaktionen wird Histamin freigesetzt und sorgt unter anderem für erweiterte und durchlässigere Blutgefäße. Das führt dazu, dass der Blutdruck fällt und der Puls steigt sowie Ödeme und juckende Quaddeln entstehen. Dabei ist das Histamin aber nicht der ursprüngliche Auslöser der Entzündungen oder Allergien,

Histaminintoleranz

Zu dieser „Diagnose" kommen Menschen häufig, wenn sie auf der Suche nach der Ursache für Beschwerden nach dem Essen das Histamin ausfindig machen. Denn Histamin entsteht nicht nur im Körper, es kommt auch in bestimmten Lebensmitteln vor. Relevante Mengen sind zum Beispiel in Käse, geräucherter Wurst und Fischkonserven, Tomaten, Erdbeeren, Hefe, Schokolade, Rotwein und Sauerkraut enthalten. Lange Reifung oder Fermentation wie etwa bei der Käse- oder Sauerkrautherstellung erhöhen die Histaminkonzentration: Dabei laufen chemische Prozesse ab, bei denen manche Aminosäuren zu biogenen Aminen reagieren. Diese sind für den besonderen Geschmack verantwortlich. Doch leider können sie bei empfindlichen Menschen auch unangenehme Körperreaktionen auslösen. Histamin aus Histidin ist nur ein bekanntes Beispiel dafür.

Übrigens: Ein zu hoher Histamingehalt ist einer der Gründe, warum verdorbene Lebensmittel unverträglich sind. Aasfresser haben deshalb deutlich mehr von dem Enzym Diaminooxidase im Darm, das das Histamin aus der Nahrung abbaut. Einige Pflanzen und Tiere wie Brennnesseln und Quallen produzieren Histamin als Abwehrsubstanz.

sondern es vermittelt als Botenstoff in diesen Geschehen die Reaktionen. Deshalb können Antihistaminika – Arzneimittel, die Histamin blockieren – die Symptome allergischer Reaktionen eindämmen.

ISOLEUCIN

Isoleucin ist neben Leucin und Valin eine der drei sogenannten verzweigtkettigen Aminosäuren. Verzweigtkettige Aminosäuren werden abgekürzt BCAA genannt, vom englischen „branched-chain amino acids". Die drei verzweigtkettigen Aminosäuren werden bevorzugt in der Muskulatur zu den Aminosäuren Glutamin und Alanin verstoffwechselt und können den Muskeln auch ein bisschen Energie liefern. Ob das den Einsatz von BCAA in Form von Nahrungsergänzungsmitteln im Sport rechtfertigt, lesen Sie im Kapitel „Proteine nutzen" ab Seite 143.

BEDARF: Säuglinge brauchen 36 Milligramm Isoleucin pro Kilogramm Körpergewicht und Tag. Bei Erwachsenen liegt der Tagesbedarf bei 20 Milligramm pro Kilogramm Körpergewicht, was bei einem Körpergewicht von 75 Kilogramm 1,5 Gramm entspricht.

ISOLEUCIN Tagesbedarf

Alter	Durchschnittlicher Bedarf an Isoleucin pro kg Körpergewicht pro Tag
0,5 Jahre	36 mg
1–2 Jahre	27 mg
3–10 Jahre	22 mg
11–14 Jahre	22 mg
15–18 Jahre	21 mg
Erwachsene	20 mg

FUNKTION: Isoleucin erfüllt im menschlichen Körper viele Funktionen: Es unterstützt den Proteinaufbau und das Muskelwachstum, die Immunfunktion sowie den Fettsäure- und Glukosestoffwechsel, was unter anderem die Fettansammlung im Gewebe und den Blutzuckerspiegel senkt.

Ahornsirupkrankheit – gestörter Abbau von Aminosäuren

Der Abbau der verzweigtkettigen Aminosäuren Isoleucin, Leucin und Valin hängt von einem bestimmten Enzymkomplex ab, dem sogenannten „Verzweigtketten-Ketosäure-Dehydrogenase-Komplex". Ist dieser erblich bedingt defekt, häufen sich die verzweigtkettigen Aminosäuren und ihre Umwandlungsprodukte an und schädigen unter anderem das Gehirn. Der Urin der Betroffenen riecht süßlich-würzig, wie Ahornsirup oder wie eine sehr bekannte, flüssige Würze, die früher in vielen Küchen zu finden war. Das gab der Krankheit den Namen. Heutzutage werden alle Neugeborenen in den ersten Lebenstagen auf diese sogenannte Ahornsirupkrankheit (MSUD, Maple Syrup Urine Disease) untersucht. Die Therapie besteht entweder in einer Lebertransplantation, sodass Betroffene die verzweigtkettigen Aminosäuren wieder selbst abbauen können, oder in einer Diät, die arm an verzweigtkettigen Aminosäuren – und damit insgesamt proteinarm – ist.

LEUCIN

Leucin ist wie Isoleucin und Valin eine verzweigtkettige Aminosäure. So sind auch die Stoffwechselwege und die Funktionen ähnlich.

BEDARF: Der Bedarf an Leucin liegt pro Kilogramm Körpergewicht und Tag zwischen 73 Milligramm bei Säuglingen und 39 Milligramm bei Erwachsenen. Bei einem Gewicht von 75 Kilogramm braucht ein erwachse-

LEUCIN Tagesbedarf

Alter	Durchschnittlicher Bedarf an Leucin pro kg Körpergewicht pro Tag
0,5 Jahre	73 mg
1–2 Jahre	54 mg
3–10 Jahre	44 mg
11–14 Jahre	44 mg
15–18 Jahre	42 mg
Erwachsene	39 mg

ner Mensch also etwa 2,9 Gramm Leucin pro Tag.

FUNKTION: Leucin stimuliert den Aufbau von Muskelprotein. Es wirkt sozusagen als „Trigger" für den Beginn des Proteinaufbaus, in dem es das Enzym mTorc1 aktiviert. Gleichzeitig hemmt Leucin den Proteinabbau in Skelettmuskeln und der Leber. Und natürlich dient diese unentbehrliche Aminosäure auch als Baustein der Proteine. Zusammen mit dem Zuckermolekül Glukose gehört Leucin zu den Aminosäuren, die die Ausschüttung des Hormons Insulin aus der Bauchspeicheldrüse fördern. So hilft es, den Blutzuckerspiegel zu regulieren.

Außerdem ist Leucin eine Vorstufe für Ketonkörper (siehe Seite 23) und Fettsäuren und beschleunigt die Verbrennung von Fett und Fettsäuren. Auch etwa beim Mikrobiom im Darm, dem Zellwachstum und der Immunfunktion hat Leucin regulierende Funktionen.

So ist es wichtig, dass genug Leucin im Körper ist – aber zu viel darf es auch nicht sein. Denn ein Zuviel an Leucin kann den Enzymkomplex namens Verzweigtketten-Ketosäure-Dehydrogenase lahmlegen, der auch die beiden anderen verzweigtkettigen Aminosäuren Isoleucin und Valin abbaut. Ist es mit Leucin blockiert, kann der Körper Isoleucin und Valin nicht mehr nutzen. Und da Leucin und die ebenfalls unentbehrliche Aminosäure Tryptophan (siehe Seite 43) denselben Transportweg an der Schranke zwischen dem Blut und dem Gehirn nutzen, kann zu viel Leucin den Übertritt von Tryptophan – der Vorstufe für den wichtigen Botenstoff Serotonin – behindern. Das könnte möglicherweise die Psyche und das Denken beeinflussen.

LYSIN

Lysin ist in unseren Körperproteinen – unter anderem dem Kollagen – reichlich vorhanden. In vielen wichtigen Lebensmitteln hingegen kommt diese unentbehrliche Aminosäure nur in geringer Menge vor. Vor allem Getreide, aber auch andere pflanzliche Nahrungsquellen enthalten wenig Lysin. Bei einer getreidebetonten oder veganen Ernährung kann die Versorgung mit Lysin kritisch sein.

LYSIN Tagesbedarf

Alter	Durchschnittlicher Bedarf an Lysin pro kg Körpergewicht pro Tag
0,5 Jahre	63 mg
1–2 Jahre	44 mg
3–10 Jahre	35 mg
11–14 Jahre	35 mg
15–18 Jahre	33 mg
Erwachsene	30 mg

Die limitierende Aminosäure in Pflanzenproteinen

Lysin kommt in pflanzlichen Lebensmitteln nur begrenzt vor und stellt vor allem in Getreide wie Weizen und Reis die sogenannte limitierende Aminosäure dar (siehe Seite 36), was die Qualität der Proteine aus diesen Quellen mindert. Es müssen also von diesen Proteinen größere Mengen gegessen werden, um den geringen Gehalt an Lysin auszugleichen, sodass der Bedarf an der fehlenden Aminosäure Lysin gedeckt wird. Alternativ können aber lysinarme Lebensmittel gezielt mit Lebensmitteln kombiniert werden, die einen hohen Lysingehalt aufweisen. Kombiniert man beispielsweise weißen Reis (wenig Lysin) mit Bohnen (viel Lysin), erhält man eine Mahlzeit, die sowohl Lysin als auch alle anderen unentbehrlichen Aminosäuren enthält. Vegan Essende können also mit einer richtig ausgewählten pflanzlichen Ernährung ausreichende Mengen an Lysin und anderen unentbehrlichen Aminosäuren zu sich nehmen.

BEDARF: Der tägliche Lysinbedarf liegt zwischen 63 Milligramm pro Kilogramm Körpergewicht bei Säuglingen und 30 Milligramm pro Kilogramm Körpergewicht bei Erwachsenen. Bei einem Gewicht von 75 Kilogramm im Erwachsenenalter sind das 2,25 Gramm pro Tag. Dieser Bedarf wird in der westlichen Welt durch eine gemischte Ernährung in der Regel mehr als gedeckt. Bei veganer Ernährung allerdings ist – wie beschrieben – die Lysinzufuhr aufgrund der im Vergleich zu tierischen Nahrungsquellen begrenzten Menge an Lysin in Getreide geringer.

FUNKTION: Lysin ist in erster Linie ein Baustein für Proteine wie im Strukturprotein Kollagen und somit für Haut und Bindegewebe wichtig. Lysin spielt aber auch andere wichtige Rollen, unter anderem für den Calciumhaushalt und im Fettsäurenstoffwechsel. Die körpereigene Bildung von Carnitin hängt von Lysin ab. Carnitin ist wichtig, um aus Fettsäuren Energie zu gewinnen. Es wird über mehrere Schritte, die teilweise von Vitamin C abhängig sind, aus Lysin hergestellt; daneben liefert die Ernährung mit Fleisch und Milchprodukten auch Carnitin (siehe Seite 114).

Außerdem spielt Lysin eine wichtige Rolle in der Epigenetik, also an der Schnittstelle zwischen Genen und Umwelt: Dabei können unter anderem die Histone so verändert werden, dass Gene an- oder ausgeschaltet werden. Histone sind Strukturproteine, die eine Art Kabeltrommel für die DNA bilden. Und Lysin ist häufig der Ort, an dem Histone durch Hinzufügen oder Entfernen einer kleinen Molekülgruppe verändert werden.

Wundermittel gegen Herpes?

Laut einigen Internetseiten sollen lysinreiche Lebensmittel bei Herpes an Lippen und Genitalien helfen. Apotheken und Onlineshops bieten Lysin in konzentrierter Form als Nahrungsergänzungsmittel an, das Herpesviren bekämpfen soll. Dieser Ansatz gründet auf einer Beobachtung aus dem Jahr 1964: Ein Forscher stellte in seinem Labor am Medical College of Virginia fest, dass sich Herpesviren im Reagenzglas weniger vermehren, wenn er Lysin hinzugab. Schaut man sich aber die Ergebnisse von wenigen Studien an Menschen zu diesem Zusammenhang an, dann ist zumindest fraglich, ob Lysin wirklich hilft. Die Studien stammen aus den 1970er- und 80er-Jahren und hatten jeweils nur wenige Teilnehmende – und widersprüchliche Ergebnisse. Daher kann die Frage, ob Lysin Lippen- oder Genitalherpes vorbeugt oder heilt, nicht beantwortet werden.

Die limitierende Aminosäure – das schwächste Glied im Bunde

Nicht alle Lebensmittel enthalten ausreichende Mengen aller unentbehrlichen Aminosäuren. Ist eine Aminosäure im Verhältnis zum Bedarf in zu geringer Menge in einem Protein beziehungsweise Lebensmittel vorhanden, dann ist sie die „limitierende Aminosäure“: Sie schränkt die Proteinqualität ein und begrenzt den Proteinaufbau im Körper.

Das Problem ist aber zu beheben: Ein geringer Gehalt an einer Aminosäure in einem Protein kann durch den Verzehr einer größeren Menge an Protein ausgeglichen werden, sodass der Bedarf an der limitierenden Aminosäure gedeckt wird. Alternativ können Lebensmittel kombiniert werden, die unterschiedlich hohe Gehalte einzelner Aminosäuren haben. Das kann eine geringe Proteinqualität einzelner Lebensmittel ausgleichen. Praktische Beispiele finden Sie zu einzelnen Aminosäuren (Lysin) und im Kapitel „Proteinquellen erschließen“ ab Seite 65.

Fehlen unentbehrliche Aminosäuren in der Ernährung insgesamt, so können körpereigene Proteine nicht weiter aufgebaut werden. Denn körpereigene Proteine können nur so lange vollständig aufgebaut werden, bis die unentbehrliche Aminosäure, die mit der geringsten Konzentration im Körper vorliegt, bereits eingebaut ist. Dies lässt sich an einem Fass veranschaulichen, das aus unterschiedlich hohen Dauben besteht. Die Füllhöhe des Fasses ist durch die niedrigste Daube bestimmt.

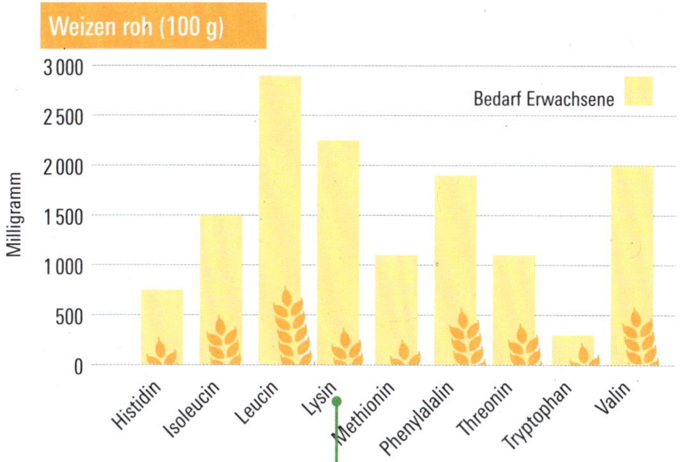

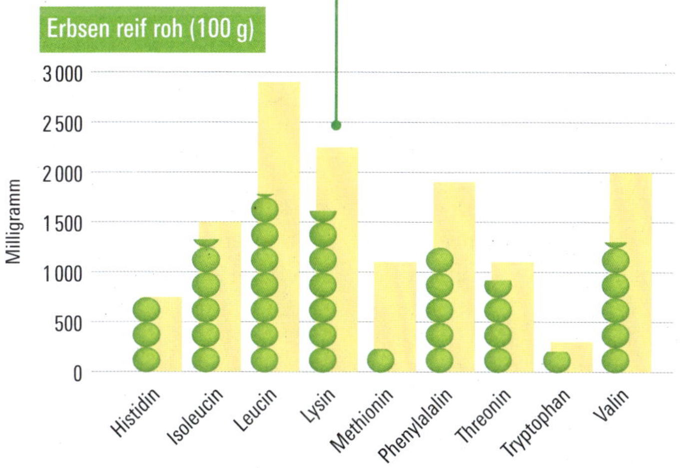

Lysin ist die limitierende Aminosäure in Getreide wie Weizen. Das kann durch Kombination mit einer Hülsenfrucht wie der Erbse ausgeglichen werden.

METHIONIN

Methionin ist zusammen mit der bedingt unentbehrlichen Aminosäure Cystein die Hauptquelle für Schwefel in der menschlichen Ernährung. Methionin kann im Körper in Cystein umgewandelt werden, aber nicht umgekehrt. Daher gilt Methionin als unentbehrlich, Cystein als bedingt unentbehrlich. In Hülsenfrüchten wie der Sojabohne sind die schwefelhaltigen Aminosäuren Methionin und Cystein die limitierenden Aminosäuren (siehe Seite 36).

BEDARF: Für die beiden schwefelhaltigen Aminosäuren Methionin und Cystein gibt es einen gemeinsamen Tagesbedarf. Er beträgt im Säuglingsalter 31 Milligramm pro Kilogramm Körpergewicht und sinkt bis ins Erwachsenenalter auf 15 Milligramm. Wer als Erwachsener 75 Kilogramm wiegt, benötigt also etwa 1,1 Gramm Methionin und Cystein pro Tag.

FUNKTION: Methionin dient im Stoffwechsel als Proteinbaustein und als Ausgangssubstanz für die Bildung von Cystein und seinen Folgeprodukten (siehe Seite 50). Außerdem entstehen die nichtproteinogene Aminosäure Homocystein und das S-Adenosylmethionin (SAM) aus Methionin. SAM ist sozusagen aktiviertes Methionin und der bedeutendste Überträger von sogenannten Methylgruppen, die für viele Aufbau- und Entgiftungsreaktionen im Körper gebraucht werden. So stammen zum Beispiel die Methylgruppen des Hormons Adrenalin und des Kreatins vom SAM.

METHIONIN + CYSTEIN
Tagesbedarf

Alter	Durchschnittlicher Bedarf an Methionin + Cystein pro kg Körpergewicht pro Tag
0,5 Jahre	31 mg
1–2 Jahre	22 mg
3–10 Jahre	17 mg
11–14 Jahre	17 mg
15–18 Jahre	16 mg
Erwachsene	15 mg

Homocystinurie – gestörter Stoffwechsel von Methionin

Bei der seltenen erblichen Stoffwechselstörung namens Homocystinurie kann Methionin nicht in Cystein umgewandelt werden. Das dafür zuständige Enzym funktioniert nicht. Dadurch reichert sich das Zwischenprodukt Homocystein im Blut und im Urin an. Das kann verschiedene Organe und die Blutgefäße schädigen und Symptome wie verzögerte geistige und körperliche Entwicklung, Sehminderung und Probleme mit den Knochen und dem Herz-Kreislauf-System verursachen. Um das Homocystein zu senken, können zur Behandlung der Homocystinurie eine methioninarme Ernährung und eine Anreicherung mit Cystein und/oder hoch dosiertes Vitamin B_6, Folsäure und das Medikament Betain und Folsäure zum Einsatz kommen.

PHENYLALANIN

Der menschliche Körper kann aus Phenylalanin die Aminosäure Tyrosin herstellen, aber nicht umgekehrt, sodass Phenylalanin unentbehrlich und

PHENYLALANIN + TYROSIN Tagesbedarf

Alter	**Durchschnittlicher Bedarf** an Phenylalanin + Tyrosin pro kg Körpergewicht pro Tag
0,5 Jahre	59 mg
1–2 Jahre	40 mg
3–10 Jahre	30 mg
11–14 Jahre	30 mg
15–18 Jahre	28 mg
Erwachsene	25 mg

Tyrosin bedingt unentbehrlich ist. Dass unzählige Nahrungsergänzungsmittel mit Phenylalanin wegen seiner im Folgenden beschriebenen Funktionen zum Beispiel gegen Depression, Schmerzen und zum Abnehmen im Angebot sind, heißt leider nicht, dass ihre Wirkung wissenschaftlich bewiesen und die Einnahme sinnvoll ist. Abgesehen davon ist in vielen Nahrungsergänzungsmitteln künstlich hergestelltes Phenylalanin enthalten, das eine Mischung zweier Formen der Aminosäure – D- und L-Phenylalanin – ist. Der Körper kann allerdings nur L-Phenylalanin als Baustein von Proteinen und anderen Stoffen verwenden.

BEDARF: Da unser Körper Phenylalanin – wie beschrieben – auch aus Tyrosin herstellen kann, gibt es einen gemeinsamen Tagesbedarf für Phenylalanin und Tyrosin. Dieser beträgt im Säuglingsalter 59 Milligramm pro Kilogramm Körpergewicht und sinkt bis ins Erwachsenenalter auf 25 Milligramm. Ein Erwachsener mit einem Gewicht von 75 Kilogramm benötigt also etwa 1,9 Gramm Phenylalanin und Tyrosin pro Tag.

FUNKTION: Phenylalanin und Tyrosin liefern dem Körper Bausteine für die Produktion von Hormonen: Dazu gehören die Schilddrüsenhormone und das Stresshormon Adrenalin, auch als Epinephrin bezeichnet, das den Körper leistungsfähiger macht. Auch der in der Haut, den Haaren und im Auge enthaltene Pigmentfarbstoff Melanin entsteht aus Phenylalanin. Phenylalanin aktiviert außerdem die Mitochondrien, das sind die Energiekraftwerke der Zellen, sowie die Ausschüttung von Verdauungshormonen im Darm, und es unterstützt das Immunsystem.

Phenylketonurie – defekter Abbauweg von Phenylalanin

Stoffwechselerkrankungen durch erbliche Defekte von Enzymen sind selten, aber gerade beim Stoffwechsel der Aminosäuren gibt es einige Krankheiten, die so häufig sind, dass Neugeborene diesbezüglich routinemäßig untersucht werden. Dazu gehört die sogenannte Phenylketonurie, die etwa 1 von 10 000 Neugeborenen betrifft. Dabei ist der Abbau von Phenylalanin gestört. Das hat zur Folge, dass der Körper zum einen die Aminosäure Tyrosin nicht mehr selbst bilden kann – Tyrosin wird zur unentbehrlichen Aminosäure (siehe Seite 53). Zum anderen häuft sich Phenyl-alanin an. Der Spiegel von Phenylalanin im Blut beträgt normalerweise 1 bis 2 Milligramm pro Deziliter – bei Betroffenen kann er auf das 50-Fache erhöht sein. Infolgedessen erscheint Phenylalanin in umgewandelter Form als sogenannte Phenylketone im Urin. Daher der Name „Phenylketonurie“. Sich anhäufendes Phenylalanin und Phenylketone schädigen das Gehirn und die geistige Entwicklung. Daher ist es so wichtig, die Phenylketonurie frühzeitig zu erkennen.

Die Therapie besteht darin, möglichst wenig Phenylalanin zu essen. Da Phenylalanin in nahezu allen tierischen und pflanzlichen Lebensmitteln vorkommt, muss auf eine sehr proteinarme Ernährung geachtet werden. Um trotzdem ausreichend Proteine und unentbehrliche Aminosäuren aufzunehmen, müssen spezielle phenylalaninfreie Proteinmischungen ergänzt werden.

- **Phenylalaninfrei sind folgende Lebensmittel:** Öle, milchfreie Margarinen, Zucker, einige Süßwaren (Wassereis, Traubenzuckerprodukte, milchfreie Bonbons), Tee, Kaffee, Mineralwasser, zuckergesüßte Limonaden.
- **Einen niedrigen Phenylalaningehalt weisen auf:** Obst, Gemüse, Stärke, Fruchtsäfte, eiweißarme Spezialprodukte wie zum Beispiel Mehl, Brot, Nudeln, Reis, Milch, Kekse, Fertigprodukte.
- **Phenylalaninreich sind:** Fleisch, Geflügel, Fisch, Milch, Milchprodukte, Käse, Eier, Brot und Backwaren, Hülsenfrüchte, Nüsse, Schokolade, Mehl, Reis.

Und Achtung: Auch Light-Produkte mit dem Süßstoff Aspartam (E 951) enthalten Phenylalanin.

Phenylalanin ist Baustein für den Süßstoff Aspartam

Nicht nur Zucker schmeckt süß: Eine Verbindung aus den beiden Aminosäuren Phenylalanin und Aspartat (siehe Seite 55) ist sogar 200-mal süßer als Haushaltszucker. Denn dieses Dipeptid, also eine Verbindung aus zwei Aminosäuren, passt optimal an die Süßrezeptoren der Geschmacksnerven der Zunge. Die Rede ist vom künstlichen Süßstoff Aspartam. Aspartam ist als Lebensmittelzusatzstoff mit der Nummer E 951 zugelassen und zum Beispiel in vielen kalorienarmen Erfrischungsgetränken zu finden. Es wird bei der Verdauung in Magen und Darm in seine Bestandteile gespalten. Das heißt, Aspartam ist eine Quelle für Phenylalanin. Menschen mit Phenylketonurie müssen Aspartam daher meiden, da ihre Ernährung nicht viel Phenylalanin enthalten darf. Deshalb müssen Lebensmittel, die Aspartam enthalten, mit dem Hinweis „enthält eine Phenylalaninquelle" gekennzeichnet sein.

Übrigens: Die Weltgesundheitsorganisation (WHO) stufte den Süßstoff Aspartam im Jahr 2023 als „möglicherweise krebserregend" ein. Das heißt, es gibt schwache wissenschaftliche Beweise dafür. In dieselbe Kategorie stuft die WHO etwa auch die mit der Mobiltelefonnutzung verbundene Strahlung ein. Rotes Fleisch, also etwa das von Rind und Schwein, und beispielsweise Nachtschichtarbeit gelten aufgrund einer etwas besseren Beweislage als „wahrscheinlich krebserregend". Noch höher eingestuft sind Wurst und alkoholische Getränke: Sie gelten als „krebserregend".

Doch zurück zu Aspartam: Der Süßstoff gilt laut Einschätzungen der WHO in den üblicherweise konsumierten Mengen – etwa beim Konsum von Light-getränken – weiterhin als gesundheitlich unbedenklich. Die zulässige Tagesdosis liegt bei 40 Milligramm pro Kilogramm Körpergewicht. Ein 70 Kilogramm wiegender Mensch müsste dafür circa zwölf Dosen Cola light pro Tag trinken.

THREONIN

Wie andere unentbehrliche Aminosäuren ist Threonin für gesunde Muskeln und das Bindegewebe sowie einen ausgeglichenen Stoffwechsel und das Immunsystem wichtig. Während Getreide relativ arm an Threonin ist, enthalten Hülsenfrüchte wie Bohnen und Linsen mehr Threonin, sodass sich Lebensmittel aus beiden Gruppen gut ergänzen. Übrigens hat Threonin in Lebensmitteln auch eine kulinarische Bedeutung: Es ist für das

THREONIN Tagesbedarf

Alter	**Durchschnittlicher Bedarf** an Threonin pro kg Körpergewicht pro Tag
0,5 Jahre	35 mg
1–2 Jahre	24 mg
3–10 Jahre	18 mg
11–14 Jahre	18 mg
15–18 Jahre	17 mg
Erwachsene	15 mg

Suppenwürzaroma erhitzter Proteine verantwortlich. Denn aus zwei Molekülen Threonin entstehen intensiv riechende und schmeckende Aromastoffe namens Furanone. Diese Aromastoffe kommen häufiger in Lebensmitteln vor, zum Beispiel in Sojasauce.

BEDARF: Im Säuglingsalter ist der auf das Körpergewicht bezogene Bedarf an Threonin mit 35 Milligramm pro Kilogramm und Tag am höchsten. Er sinkt bis ins Erwachsenenalter auf 15 Milligramm, was bei einem Gewicht von 75 Kilogramm etwa 1,1 Gramm Threonin pro Tag entspricht.

FUNKTION: Threonin ist Vorläufer der bedingt unentbehrlichen Aminosäure Serin und damit auch der entbehrlichen Aminosäure Glycin. Als wichtiger Baustein von Proteinen verbindet sich Threonin mit sogenannten Phosphatgruppen, was zum Beispiel Funktionsproteine oder Signalübertragungen reguliert. Außerdem ist Threonin wichtig im Stoffwechsel des Methionins und für den Aufbau von Schleim, der den Darm und seine Funktion schützt.

TRYPTOPHAN

Die unentbehrliche Aminosäure Tryptophan ist als Vorläufer des sogenannten „Glückshormons" Serotonin bekannt. Tryptophanreiche Lebensmittel sind zum Beispiel Hartkäse, Geflügelfleisch, Kakao, Kürbis- und Sesamkerne sowie Erdnüsse und Sojabohnen. Mit bestimmten Lebensmitteln oder einer speziellen Ernährung den Tryptophanspiegel im Blut und den Serotoninspiegel im Gehirn so zu steigern, dass Depressionen

TRYPTOPHAN Tagesbedarf

Alter	**Durchschnittlicher Bedarf** an Tryptophan pro kg Körpergewicht pro Tag
0,5 Jahre	9,5 mg
1–2 Jahre	6,4 mg
3–10 Jahre	4,8 mg
11–14 Jahre	4,8 mg
15–18 Jahre	4,4 mg
Erwachsene	4,0 mg

oder Schlafstörungen sich lindern, dürfte aber kaum möglich sein. Entsprechende Ratschläge etwa zu einer antidepressiven Ernährung oder zur Einnahme von Nahrungsergänzungsmitteln sind nicht durch wissenschaftliche Studien gestützt.

BEDARF: Der Tagesbedarf an Tryptophan sinkt von 9,5 Milligramm pro Kilogramm Körpergewicht bei Säuglingen auf 4,0 Milligramm bei Erwachsenen. Letzteres entspricht 300 Milligramm pro Tag bei einem Körpergewicht von 75 Kilogramm.

FUNKTION: Tryptophan ist auch für ein normales Wachstum bei Säuglingen und für die Produktion und den Erhalt körpereigener Proteine wie Muskelproteine und Enzyme und für Neurotransmitter wichtig. Dem Körper dient Tryptophan beziehungsweise dessen Reaktionsprodukt 5-Hydroxtryptophan (5-HTP) aber auch dazu, unter anderem das Hormon Melatonin und den Botenstoff Serotonin im Gehirn zu bilden. Melatonin trägt zur Regulierung des Schlaf-Wach-Rhythmus bei, während Serotonin vermutlich zur Regulierung von Appetit, Schlaf, Stimmung und Schmerz beiträgt. Außerdem kann der Körper aus Tryptophan – in geringem Umfang – auch ein Vitamin herstellen: das Niacin (Vitamin B_3). Als Faustregel gilt, dass aus 60 Milligramm Tryptophan 1 Milligramm Niacin gebildet werden kann. Auch scheint Tryptophan eine wichtige Rolle für die korrekte Funktion der Darm-Hirn-Achse und des Immunsystems zu spielen. Übrigens produzieren die Darmbakterien auch Stoffwechselprodukte des Tryptophans und können somit unsere körperlichen Funktionen mit beeinflussen.

Tryptophan als Schlafmittel und Antidepressivum?

Ein Mangel an dem Botenstoff Serotonin (5-Hydroxytryptamin oder 5-HT) im Gehirn wird für chronische Schlafstörungen und Depressionen mitverantwortlich gemacht. Da Serotonin selbst nicht aus dem Blut ins Gehirn geleiten kann, eignet es sich nicht zum Einnehmen als Arzneimittel. Doch weil aus Tryptophan unter anderem im Gehirn Serotonin entsteht, wird Tryptophan als Wirkstoff von Arzneimitteln zur Behandlung von Schlaflosigkeit eingesetzt. Es wird auch als Mittel gegen Depressionen und Angststörungen diskutiert, aber die diesbezügliche Wirksamkeit ist nicht eindeutig bewiesen.

Tryptophanhaltige Arzneimittel kann man in Deutschland nur in Apotheken kaufen, allerdings ohne ärztliches Rezept. Daneben gibt es auch Nahrungsergänzungsmittel mit Tryptophan in Drogerien, Supermärkten oder Onlineshops. Nahrungsergänzungsmittel sind rechtlich gesehen Lebensmittel – nur in Pulver-, Kapsel-, Pillen- oder sonstiger konzentrierter Form. Sie sind dazu bestimmt, die Ernährung zu ergänzen, und nicht, eine Krankheit oder Symptome zu heilen. Sie kommen– im Gegensatz zu Arzneimitteln– ohne Prüfung von Wirksamkeit und Sicherheit auf den Markt

Anbietende von Nahrungsergänzungsmitteln mit Tryptophan oder auch mit 5-Hydroxytryptophan (5-HTP), einem Zwischenprodukt auf dem Weg zum Serotonin, suggerieren beispielsweise eine antidepressive Wirkung, indem sie ihre Produkte etwa als „glücklich", „wach" oder „gute Laune" machend bewerben. Mit einer Wirkung gegen Depressionen oder Schlafstörungen dürfen sie nicht direkt werben, weil es sich dabei um eine für Lebensmittel verbotene krankheitsbezogene Aussage handelt. Ganz abgesehen davon, dass die Wirksamkeit der Produkte nicht belegt ist.

Bitte bedenken Sie, dass es sich bei Depressionen und Schlafstörungen um Erkrankungen handeln kann, die ärztlich behandelt werden sollten. Nahrungsergänzungsmittel sind Lebensmittel und dienen nicht zur Therapie von Krankheiten. Entsprechende Werbung ist verboten. Und Achtung: Um trotzdem Werbeaussagen wie „zur Unterstützung von Psyche und Nerven" tätigen zu können, setzen die Hersteller beispielsweise bestimmte B-Vitamine zu, für die diese Aussagen erlaubt sind.

VALIN

Valin ist wie Isoleucin und Leucin eine verzweigtkettige Aminosäure, deren Stoffwechselwege und Funktionen sich ähneln.

BEDARF: Säuglinge brauchen 48 Milligramm Valin pro Kilogramm Körpergewicht und Tag. Bei Erwachsenen liegt der Tagesbedarf bei 26 Milligramm pro Kilogramm Körpergewicht, was bei 75 Kilogramm etwa 2 Gramm Valin entspricht.

FUNKTION: Valin ist entscheidend für den Aufbau von Muskelproteinen, es unterstützt das Wachstum und die Reparatur von Skelettmuskeln. Es hilft den Mitochondrien bei der Energieproduktion, verbessert den Zucker- und Fettstoffwechsel. Zudem ist es wichtig für den Schutz vor oxidativem Stress und – weil Valin Teile für die körpereigene Produktion der Aminosäure Glutamat im Gehirn liefert – für die neurologische Gesundheit. Der Körper nutzt Valin außerdem auch für den Erhalt von Blutstammzellen.

VALIN Tagesbedarf

Alter	Durchschnittlicher Bedarf an Valin pro kg Körpergewicht pro Tag
0,5 Jahre	48 mg
1–2 Jahre	36 mg
3–10 Jahre	29 mg
11–14 Jahre	29 mg
15–18 Jahre	28 mg
Erwachsene	26 mg

Wenn Aroma Kopfschmerzen macht

Bei der alkoholischen Gärung durch Hefen, wie sie etwa bei der Wein- und Schnapsherstellung erfolgt, entstehen neben dem Alkohol (Ethanol) auch sogenannte Fuselöle oder Fuselalkohole (zum Beispiel Methanol und Propanol). Ausgangsstoffe dafür sind Valin, Leucin und Isoleucin, die aus den vergorenen pflanzlichen Lebensmitteln wie Weintrauben oder Getreide oder aus abgestorbenen Hefezellen stammen.

Einerseits spenden diese Fuselöle Aroma, wie etwa in Whisky. Andererseits sind sie unerwünschte Begleitstoffe, weil sie in größeren Mengen ungesund sind. Sie sind deutlich giftiger als Ethanol und verursachen zum Beispiel Kopfschmerzen und Übelkeit. Deshalb dürfen Spirituosen laut einer Verordnung der Europäischen Union nur geringe Mengen Fuselöle enthalten.

Zufuhr nicht lebensnotwendig

Elf der proteinogenen Aminosäuren kann Ihr Körper normalerweise selbst herstellen. Doch es gibt Situationen, in denen ihm das bei manchen von ihnen nicht gelingt – dann müssen auch diese Aminosäuren über die Ernährung zugeführt werden. Dieses Kapitel zeigt, welche das sind und wann die Zufuhr von außen unverzichtbar ist. Einige Aminosäuren müssen Sie nie über die Ernährung aufnehmen – doch weniger wichtig sind sie in Ihrem Körper trotzdem nicht.

Manchmal muss Ernährung liefern

Fünf weitere proteinogene Aminosäuren kann der Körper im Prinzip aus anderen Aminosäuren selbst bilden. Er produziert sie etwa in der Leber und den Nieren, wenn genug von anderen Aminosäuren vorhanden ist. Aber in manchen Situationen oder unter bestimmten Bedingungen funktioniert die Eigenproduktion nicht oder nicht ausreichend. Das kann beispielsweise der Fall sein, wenn

- die Prozesse zur Eigenproduktion noch nicht vollständig ausgeprägt sind, zum Beispiel bei Früh- oder Neugeborenen,
- die zuständigen Enzyme nicht aktiv genug oder defekt sind, wie zum Beispiel bei schweren Leberkrankheiten wie einer Zirrhose, auch Schrumpfleber genannt, oder bei Phenylketonurie oder
- der Stoffwechsel bei Krankheiten oder in Stresssituationen wie Operationen und Unfällen gestört ist.

Dann ist der Körper auf die Zufuhr von eigentlich entbehrlichen Aminosäuren angewiesen. Diese Aminosäuren sind also genau genommen „bedingt unentbehrlich“. Es handelt sich um Arginin, Cystein, Glutamin, Serin und Tyrosin.

ARGININ

Ein gesunder erwachsener Mensch kann Arginin aus der nichtproteinogenen Aminosäure Citrullin herstellen. Citrullin entsteht wiederum aus Glutamat bei der Harnstoffproduktion in den Nieren.

FUNKTION: Neben seiner Funktion als Proteinbaustein dient Arginin als Quelle für NO. NO ist gasförmiges Stickstoffmonoxid, ein aus Stickstoff und Sauerstoff bestehendes, sehr wichtiges und kurzlebiges Signalmolekül in fast allen Zelltypen. NO erweitert unter anderem die Blutgefäße, es wirkt als Neurotransmitter und auf das Immunsystem sowie auf die Hormonproduktion. Ferner hat Arginin für die Bildung von Spermin und Spermidin (siehe Seite 123) Bedeutung, die die DNA stabilisieren. Auch der Aufbau des Muskelproteins Kreatin hängt von Arginin ab.

UNENTBEHRLICH: Bei Menschen mit akuten oder chronischen und kritischen Krankheiten wie Infektionen, Blutvergiftung (Sepsis) und Krebs gilt Arginin als unentbehrliche Aminosäure, weil der Umsatz erhöht ist. Arginin unterstützt das Immunsystem bei Entzündungen sowie bei der Abwehr von Krankheitserregern und bösartigen Zellen und bei der Wundheilung.

Aufgrund seiner Funktionen und Wirkungen wird Arginin häufig als Fitmacher fürs Herz und im Sport angepriesen. Wenn dem Körper Arginin fehlt, kann es zwar zu Durchblutungsstörungen, Bluthochdruck und auch zu Erektionsstörungen kommen. Aber diese Tatsache erlaubt nicht den Umkehrschluss, dass eine Extradosis Arginin automatisch gut für Herz und Kreislauf ist oder Erektionsstörungen beheben kann.

Arginin als natürliches Potenzmittel?

Weil Arginin Stickstoffmonoxid liefert und so die Blutgefäße erweitert, soll es angeblich auch Männern mit Potenzschwäche helfen: Anbietende versprechen unter anderem „L-Arginin erhöht die Leistungsfähigkeit, erhält die normale Durchblutung und verbessert die Erektion“ oder „Mehr Ausdauer plus härtere Erektion“. Tatsächlich zeigten einige Studien, dass Arginin bei leichten und mittleren Erektionsstörungen hilft. Dabei nahmen die Studienteilnehmer jedoch häufig Arginin kombiniert mit Pflanzenstoffen oder mit Arzneistoffen gegen Potenzstörungen wie Sildenafil oder Tadalafil ein und die Dosis an Arginin war jeweils sehr unterschiedlich, sodass die Studienergebnisse uneinheitlich und oft widersprüchlich sind. In der Leitlinie zur ärztlichen Behandlung von Libido- und Erektionsstörungen wird Arginin demzufolge nicht genannt.

Auch bei der Europäischen Behörde für Lebensmittelsicherheit (EFSA) sind die Versprechen zur Potenzsteigerung durch Arginin mangels Beweisen durchgefallen. Die EFSA prüft gesundheitsbezogene Aussagen für

Lebensmittel inklusive den Nahrungsergänzungsmitteln, bevor solche „Health Claims“ durch die Europäische Kommission zugelassen werden. Da für Arginin keine gesundheitsbezogene Aussage zugelassen ist, dürfen Anbietende nicht damit werben. So setzen sie ihren Nahrungsergänzungsmitteln mit Arginin häufig andere Stoffe wie Vitamine oder Spurenelemente zu, für die Werbeaussagen mit indirektem Bezug zur männlichen Potenz erlaubt sind. Beispielsweise dürfen die Spurenelemente Selen und Zink damit beworben werden, dass sie einen Beitrag „zur normalen Spermienbildung“ beziehungsweise „zum normalen Testosteronspiegel“ leisten. Das impliziert aber keine Hilfe bei Problemen mit der Erektion – lassen Sie die Ursachen dafür ärztlich abklären und behandeln. Auch hinsichtlich der im Sport beworbenen Effekte auf gesteigerte Durchblutung, Ausdauer und maximale Sauerstoffaufnahme sowie Wachstumshormonspiegel sind Nahrungsergänzungsmittel wirkungslos.

CYSTEIN

Die schwefelhaltige Aminosäure Cystein ist bedingt unentbehrlich, da sie aus Methionin über die Zwischenstufe Serin in unserem Körper entstehen kann. Ist allerdings nicht genug Methionin vorhanden, etwa weil es in der Ernährung fehlt oder der Abbau zu Cystein nicht möglich ist, dann muss das Cystein unbedingt mit der Ernährung zugeführt werden. Für die beiden schwefelhaltigen Aminosäuren Methionin und Cystein gibt es einen gemeinsamen Tagesbedarf (siehe Seite 38).

FUNKTION: Ähnlich wie aus Arginin das gasförmige NO (Stickstoffmonoxid) entsteht, so entstehen im Körper aus Cystein schwefelhaltige Gase (Schwefelwasserstoff und Schwefeldioxid), die als Signalmoleküle wirken und unter anderem die Gefäßmuskulatur beeinflussen. Die Schwefelatome von zwei Molekülen des Cysteins können sich auch verbinden, sodass das Dipeptid Cystin entsteht, das in dem Strukturprotein Keratin in Haut, Haaren und Nägeln und im Hormon Insulin enthalten ist. Zusammen mit den beiden anderen Aminosäuren

Glutaminsäure und Glycin ist Cystein in allen Körperzellen Bestandteil des Glutathions. Glutathion fängt Sauerstoffradikale – also übertrieben reaktionsfreudige Moleküle – ab und schützt so die Zellen vor Schäden. Auch für die Bildung von Coenzym A, einem Schlüsselmolekül zahlreicher Reaktionen im Stoffwechsel wie etwa beim Fettabbau und der Energiegewinnung, nutzt der Körper Cystein. Und etwa ein Drittel des Cysteins baut unser Körper zur nichtproteinogenen Aminosäure Taurin ab (siehe Seite 61).

UNENTBEHRLICH: Bei Früh- und Neugeborenen, bei Menschen mit Leberzirrhose (Schrumpfleber) oder Homocystinurie (siehe Seite 39) ist Cystein eine unentbehrliche Aminosäure, weil der Körper sie in der Leber noch nicht beziehungsweise nicht mehr ausreichend herstellen kann.

GLUTAMIN

Glutamin ist die am häufigsten vorkommende Aminosäure im Körper. Gemeinsam mit den Aminosäuren Arginin und Prolin gehört sie zur Familie der entbehrlichen Aminosäure Glutamat: Alle drei Aminosäuren können aus Glutamat entstehen und wieder zu Glutamat umgewandelt werden.

FUNKTION: Besonders viel Glutamin und auch Alanin produzieren die Muskeln, da sie die verzweigtkettigen Aminosäuren abbauen, wobei Glutamat und schließlich Glutamin und Alanin entstehen. Aber auch andere Gewebe und Organe wie die Leber, die Lunge und das Fettgewebe produzieren Glutamin. Sie geben es ins Blut ab, wo Glutamin die wesentliche Transportform für Stickstoff ist, weshalb das Blut viel Glutamin enthält. Glutamin spielt für viele Stoffwechselwege eine Rolle, es liefert zum Beispiel Stickstoff für die Bildung von DNA-Bausteinen und kann zu Glukose abgebaut werden.

Das Gehirn und die Nervenzellen verbrauchen Glutamin, um daraus die Neurotransmitter Glutamat und GABA (Gamma-Aminobuttersäure) herzustellen (siehe Seite 61).

Besonders viel Glutamin verbrauchen die Immunzellen. Glutamin liefert ihnen den benötigten Stickstoff und Energie für ihre Arbeit. Unter den

Organen hat der Darm den höchsten Verbrauch an Glutamin – es hilft hier, die Schutzschicht der Schleimhaut aufrechtzuerhalten. Als Vorstufe für Glutathion ist es von Bedeutung für den Schutz vor oxidativem Stress (siehe Seite 46). Glutamin hilft der Leber bei der Entgiftung von Ammoniak und reguliert auch den Säure-Basen-Haushalt mit.

UNENTBEHRLICH: Bei Früh- und Neugeborenen sowie Menschen mit schweren Infektionen, Tumorerkrankungen oder Verbrennungen und kritisch Kranken etwa mit Sepsis oder Multiorganversagen ist Glutamin eine unentbehrliche Aminosäure. Denn bei ihnen kann der Glutaminbedarf noch nicht beziehungsweise nicht mehr durch die körpereigene Produktion gedeckt werden kann.

Glutamin wird insbesondere dann vermehrt verbraucht, wenn es um Wundheilung geht, etwa bei Verbrennungen. Aber auch bei sonstigem Stress wie schweren Infektionen wird es stark beansprucht. Gleichzeitig kann es durch beeinträchtigte Stoffwechselprozesse weniger verfügbar sein. Das kann zu einer beeinträchtigten Immunfunktion führen. Der Umkehrschluss, dass Kranke oder Verletzte besonders viel Glutamin aufnehmen sollten, ist jedoch nicht zielführend – ein Nutzen ist nicht eindeutig belegt. Zum Beispiel hat eine große Studie mit 1200 Menschen mit schweren Brandverletzungen ergeben, dass die Gabe von Glutamin hinsichtlich Parameter wie Infektionen, Sterblichkeit und Dauer des Aufenthalts auf der Intensivstation und im Krankenhaus nichts bringt.

SERIN

Nur die bedingt entbehrliche Aminosäure Serin sowie die entbehrliche Aminosäure Glycin kann der Körper auch aus einem Zwischenprodukt (3-Phosphoglycerat) des Zuckerstoffwechsels herstellen. Serin und Glycin lassen sich in unserem Stoffwechsel leicht ineinander umwandeln, und auch aus einigen anderen Aminosäuren kann Serin entstehen.

FUNKTION: Unser Stoffwechsel benötigt Serin unter anderem also für die Produktion von Glycin, auch für die von Cystein und Selenocystein, für Bestandteile der Zellmembran (sogenannte Sphingolipide) und für die vitaminähnliche Substanz Cholin. Cholin ist wiederum Bestandteil des Neurotransmitters Acetylcholin (siehe Seite 17). Außerdem liefert Serin Bauteile für den Stoffwechsel des B-Vitamins Folat, das insbesondere für Zellteilung und -wachstum und die Blutbildung wichtig ist.

UNENTBEHRLICH: Serin ist unentbehrlich bei chronischer Harnvergiftung, in der Fachsprache Urämie genannt, und bei Menschen unter Hämodialyse – also wenn die Nieren nicht mehr richtig funktionieren.

TYROSIN

Der menschliche Körper kann Tyrosin aus der Aminosäure Phenylalanin herstellen (siehe Seite 39), sodass Tyrosin bedingt unentbehrlich ist. Etwa drei Viertel des mit der Nahrung aufgenommenen Phenylalanins werden normalerweise für die Bildung von Tyrosin verbraucht. Ist allerdings nicht genug Phenylalanin vorhanden oder kann es nicht abgebaut werden, dann ist es lebensnotwendig, das Tyrosin von außen zuzuführen. Für die beiden Aminosäuren Phenylalanin und Tyrosin gibt es daher einen gemeinsamen Tagesbedarf (siehe Seite 39).

FUNKTION: Die Funktionen von Phenylalanin und Tyrosin überschneiden sich dementsprechend. Der Körper nutzt Tyrosin für die Bildung von Dopamin, Noradrenalin und Adrenalin sowie für Tyramin, die alle wichtige Botenstoffe im Nervensystem sind. Außerdem ist Tyrosin Vorläufer der Schilddrüsenhormone und des braun-roten Farbstoffs Melanin, der in Haut und Haaren abgelagert wird und vor Auswirkungen von UV-Strahlung schützt.

UNENTBEHRLICH: Tyrosin ist unentbehrlich bei Früh- und Neugeborenen sowie Menschen mit Leberzirrhose, Sepsis oder Phenylketonurie (siehe Seite 40), da in diesen Fällen die Bildung von Tyrosin aus Phenylalanin in der Leber nicht oder nicht ausreichend möglich ist.

Der Körper macht's selbst

Sechs der proteinogenen Aminosäuren kann der Mensch in jeder Lebenslage selbst bilden. Er muss sie nicht zwingend mit der Ernährung aufnehmen, da er sie aus vorhandenen Vorstufen selbst herstellen kann. Deshalb gibt es auch keinen definierten Tagesbedarf. Sie gelten als entbehrliche Aminosäuren. Zu dieser Aminosäurengruppe gehören Alanin, Asparagin, Asparaginsäure, Glutaminsäure, Glycin und Prolin.

Dass sie als entbehrliche Aminosäuren gelten, heißt aber nicht, dass sie für den Körper bedeutungslos sind. Unser Körper braucht sie als Quelle für Stickstoff und für wichtige Stoffwechselprodukte (siehe Seite 11). Völlig von Grund auf – also komplett ohne Beteiligung anderer Aminosäuren – kann nur Glutamat gebildet werden. Wenn die entbehrlichen Aminosäuren also gar nicht in der Ernährung vorkommen, muss der Körper sie durch den Abbau von wertvollen entbehrlichen Aminosäuren oder von körpereigenen Funktionsproteinen selbst gewinnen.

ALLE AMINOSÄUREN ZÄHLEN: Damit der Körper in jungen Jahren wachsen und später seinen Auf- und Abbau von Proteinen in Balance halten kann, braucht er nicht nur Mindestmengen an unentbehrlichen Aminosäuren, sondern auch von allen proteinogenen Aminosäuren etwas.

ALANIN

Alanin kann aus Glutamat und Prolin entstehen und umgekehrt. Wie Glutamin ist auch Alanin ein Transportmolekül für Stickstoff im Blut. Das Alanin im Blut dient vorwiegend dem Aufbau von Zuckermolekülen in der Leber, sodass es den Blutzuckerspiegel stabil halten kann, besonders wenn der Körper gerade keine Kohlenhydrate bekommt, wie etwa beim Fasten oder zwischen den Mahlzeiten.

FUNKTION: In der Darmschleimhaut entsteht viel Alanin, wo es den Stickstoff vom Abbau anderer Aminosäuren aufnimmt. Große Mengen Alanin stammen aus den Muskeln, die Alanin beim Proteinabbau oder dem Abbau verzweigtkettiger Aminosäuren freisetzen. Das von einem ausdauernd arbeitenden Muskel – also etwa bei einem flotten Dauerlauf – freigesetzte Alanin stammt vorwiegend aus dem Abbau von Zucker (Glukose). Bei Sauerstoffmangel, zu dem es bei einer hohen sportlichen Intensität kommen kann, wird Glukose nämlich nicht ganz verbrannt, sondern es entsteht Milchsäure (Laktat) oder Alanin. Beide Produkte gelangen über den Blutkreislauf zur Leber, wo sie wieder zu Glukose aufgebaut werden. Die so gebildete Glukose wird ins Blut abgegeben und steht der Muskulatur erneut als Brennstoff zur Verfügung.

ASPARAGIN (ASPARAGINSÄURE) und ASPARTAT

Asparagin wird aus Glutamin und Aspartat gebildet. Trennt sich eine stickstoffhaltige Ammoniakgruppe von Asparagin, dann entsteht Aspartat, eine andere der entbehrlichen Aminosäuren. Das heißt, Aspartat und Asparagin können ineinander umgewandelt werden.

Übrigens: Asparagin und Aspartat haben ihren Namen vom Spargel, der lateinisch „Asparagus officinalis" heißt. Asparagin wurde erstmals aus Spargel extrahiert.

FUNKTION: Auch Asparagin und Aspartat haben als eine Hauptfunktion, Stickstoff für den Aufbau anderer Moleküle zu liefern. Da sie aber – anders als Glutamin – nicht dem Stickstofftransport dienen, sind die Blutspiegel von Asparagin und Aspartat vergleichsweise niedrig. Beide sind als proteinogene Aminosäuren natürlich Bausteine von Proteinen. Asparagin kann auch die Synthese von DNA-Bausteinen fördern und regulierend auf spezifische Proteine oder Signalwege wirken.

Acrylamid – wenn Asparagin in Lebensmitteln krebserregend wird

Während Lebensmittel wie Brot oder Kartoffelecken beim Backen, Braten, Frittieren oder Rösten schön braun und knusprig werden, entsteht Acrylamid. In höheren Mengen wirkt Acrylamid krebserregend. Es entsteht bei starker Hitzeeinwirkung von über

120 Grad Celsius aus einer Reaktion zwischen der Aminosäure Asparagin und Zuckern in kohlenhydratreichen Lebensmitteln. So lässt sich Acrylamid beispielsweise in Kartoffelchips, Pommes frites, Kaffee, Toastbrot und anderen Backwaren nachweisen.

Ganz vermeiden lässt sich Acrylamid bei der Zubereitung und Verarbeitung bestimmter Lebensmittel nicht. Deshalb müssen Lebensmittelhersteller laut einer seit 2018 geltenden EU-Verordnung sicherstellen, dass der Gehalt an Acrylamid unter festgelegten Richtwerten bleibt. Zu Hause können Sie die Entstehung von Acrylamid verringern, wenn Sie sehr hohe Temperaturen mit zu starkem Bräunen vermeiden. Backen und braten Sie nach dem Motto „vergolden statt verkohlen".

Asparaginsäure ist kein Wundermittel für Muskelkraft und Libido

Der Körper kann Asparaginsäure selbst herstellen und sie ist in ihrer natürlichen L-Form in jedem proteinhaltigen Lebensmittel enthalten. Besonders viel Asparaginsäure steckt in Sojaprotein, in Erdnüssen und anderen Hülsenfrüchten sowie in Sonnenblumenkernen, Ei und Fisch. D-Asparaginsäure wird meist künstlich hergestellt. D-Asparaginsäure (oder DAA als Abkürzung der englischen Bezeichnung „D-aspartic acid") ist häufig Bestandteil von Nahrungsergänzungsmitteln und eine Zutat in „Testo Boostern" oder „Testosteron-Boostern". Diese enthalten neben DAA häufig noch L-Arginin, Vitamine und Mineralstoffe und Pflanzenbestandteile wie Tribulus terrestris – auch Erdsternchen oder Erdstachelnuss genannt.

Asparaginsäure soll angeblich gut für den Muskelaufbau sein, die Leistungskraft fördern, die Testosteronwerte von Männern erhöhen und die Potenz stärken. Auch die Lust und Ausdauer von Frauen soll durch Asparaginsäure steigen. Und verjüngen soll diese Aminosäure auch noch. Die wissenschaftlichen Beweise zu solchen Versprechungen fehlen, weshalb auch nicht damit geworben werden darf. Wenn Produkten allerdings zusätzlich das B-Vitamin Pantothensäure und das Spurenelement Zink zugesetzt werden, hat das für Anbietende den Vorteil, dass es für diese Stoffe zugelassene gesundheitsbezogene Aussagen gibt, die zu den Werbeversprechen passen. Mit einer

Wunderwirkung von Asparaginsäure oder einem Vorteil für die Konsumierenden hat das aber nichts zu tun. Doch damit nicht genug: Wie die Verbraucherzentrale NRW informiert, enthalten entsprechende Nahrungsergänzungsmittel – vor allem die aus unsicheren Quellen im Internet – oft auch verbotene und gefährliche Substanzen. Je nach Herkunft können verbotene Substanzen wie Stimulanzien, Hormone oder Anabolika gezielt beigefügt worden sein oder als Verunreinigungen beim Abfüllprozess in Produkte gelangen. Der Konsum solcher Nahrungsergänzungsmittel kann für Sportlerinnen und Sportler im Profisport folgenreich sein: Sie können damit unbeabsichtigt gegen die Anti-Doping-regeln verstoßen (siehe ab Seite 168).

GLUTAMAT

(GLUTAMINSÄURE)

Glutamat ist die Drehscheibe im Stoffwechsel der Aminosäuren. Aus Glutamat entstehen Glutamin, Prolin und Arginin sowie Aspartat und andere Aminosäuren. Umgekehrt kann aus entsprechenden Aminosäuren auch wieder Glutamat entstehen.

FUNKTION: Glutamat spielt unter anderem als Überträger von stickstoffhaltigen Gruppen und beim Ammoniakstoffwechsel sowie bei der Bildung des hemmenden Botenstoffs Gamma-Aminobuttersäure (siehe Seite 61) im zentralen Nervensystem eine Rolle. Auch Glutamat selbst ist ein wichtiger Neurotransmitter im zentralen Nervensystem, wo es seine aktivierende Wirkung durch Bindung an spezielle Glutamatrezeptoren entfaltet. Im Gehirn ist Glutamat die Aminosäure mit der höchsten Konzentration.

Umami – der Geschmack von Glutamat

Wie Sie bereits gelesen haben, haben Aminosäuren durchaus einen Eigengeschmack. So sind sie auch am Geschmack von Lebensmitteln beteiligt. Glutamat an sich ist zwar eher geschmacklos, aber man schreibt ihm trotzdem die Geschmacksqualität „umami“ zu. Der Begriff umami kommt aus dem Japanischen und bedeutet „köstlich im Geschmack“.

Die Aminosäure Glutamat schmeckt umami, weil sie den Eigengeschmack verschiedener Lebensmittel und Speisen erheblich verstärkt. So ist Ihnen Glutamat vermutlich als Geschmacksverstärker bekannt. Er wird als Zusatzstoff bei der Lebensmittelverarbeitung zugesetzt. Dabei gibt es verschiedene Glutamate, die als Zusatzstoffe zugelassen sind – in der Zutatenliste sind sie an den E-Nummern E 620 bis E 625 erkennbar. Am häufigsten eingesetzt werden Mononatriumglutamat (E 621) und L-Glutaminsäure (E 620).

Glutamat beziehungsweise Glutaminsäure kommen allerdings nicht nur als Zusatzstoffe in Lebensmitteln vor, sondern auch natürlicherweise. Beispiele für glutamatreiche Lebensmittel sind Parmesan, Sardellen, Rindfleisch, Lachs, Hefe, Sojasauce, reife Tomaten, getrocknete Erbsen oder ungeschälter Reis.

Weil es Berichte gibt, dass Menschen nach dem Verzehr von sehr viel Glutamat Symptome wie Brust- und Kopfschmerzen, Übelkeit, Herzklopfen und Schwäche sowie einen Insulinanstieg und erhöhten Blutdruck zeigten, ist der Zusatzstoff immer wieder in der Diskussion. Die Europäische Lebensmittelsicherheitsbehörde (EFSA) leitete eine akzeptable tägliche Aufnahmemenge von 30 Milligramm je Kilogramm Körpergewicht und Tag ab. Wenn die Aufnahme längerfristig höher ist, können unerwünschte Folgen auftreten.

GLYCIN

Glycin ist die kleinste Aminosäure, die im Körper leicht aus der Aminosäure Serin entstehen und ebenfalls wieder zu Serin umgewandelt werden kann.

FUNKTION: Glycin wird für den Aufbau vieler wichtiger Substanzen im menschlichen Körper benötigt, zum Beispiel für das antioxidative Glutathion, für Purinbasen als Bausteine der DNA und – zusammen mit Arginin und Methionin – für das Kreatin in den Muskeln. Unter anderem auch Bausteine der Gallensäuren, die für die Verdauung von Fetten wichtig sind, entstehen aus Glycin. In der Leber hilft das Glycin, giftige Substanzen zu eliminieren. Außerdem ist es ein Botenstoff im Nervensystem.

Die Lebensmittelindustrie nutzt das süßlich schmeckende Glycin als Zusatzstoff, im Zutatenverzeichnis erkennbar an der Nummer E 640. Da keine schädlichen Wirkungen bekannt sind, darf es ohne Höchstmengenbeschränkung eingesetzt werden. Gleiches gilt übrigens für Cystein (siehe Seite 50), einer weiteren neben Glycin und Glutamat als Lebensmittelzusatzstoff eingesetzten Aminosäure (E 920).

PROLIN

Die ringförmige Aminosäure Prolin gehört zur Glutamatfamilie, kann also leicht aus und in Glutamat und Arginin umgewandelt werden. Prolin ist auch die Vorstufe einer weiteren Aminosäure, dem Strukturprotein Hydroxyprolin. Hydroxyprolin kann nur in sehr geringem Ausmaß in Proteine eingebaut werden. Aber beide Aminosäuren sind in den Bindegewebsproteinen Elastin und Kollagen vorhanden. Prolin als proteinogene Aminosäure ist auch in vielen anderen Proteinen und in antimikrobiellen Peptiden enthalten.

FUNKTION: Prolin hilft den Zellen beim Schutz gegen verschiedene potenzielle Schäden wie UV-Strahlung und Sauerstoffradikale und beim Halten ihrer Form und Beweglichkeit. Außerdem spielt es unter anderem eine Rolle für Signalübertragungen und das Auslösen des Wachstums von Stammzellen sowie von Tumorzellen.

Ein prolinreiches Protein verursacht Zöliakie

Dem Kollagen in tierischen und menschlichen Organismen ist das Gliadin in Weizen sehr ähnlich. Es ist ein wasserunlösliches Protein, das viel Prolin enthält und zusammen mit Glutelinen das Klebereiweiß Gluten im Weizen bildet.

Gliadin ist bei der Verdauung schwer zu spalten und es kommt bei manchen Menschen zu entzündlichen Veränderungen der Dünndarmschleimhaut. So löst Gliadin in Form von glutenhaltigen Lebensmitteln die Autoimmunerkrankung Zöliakie aus, die häufigste Intoleranz gegenüber Proteinen. Zu den Symptomen zählen Gewichtsverlust, chronischer Durchfall, Erbrechen, Schmerzen und Erschöpfung. Die einzige Therapie der Zöliakie ist eine glutenfreie Ernährung. Sie bessert die Symptome und hilft, Folgeerkrankungen zu vermeiden. Da außer Weizen auch Roggen und Gerste Gluten enthalten, muss darauf verzichtet werden. Hafer enthält in geringem Umfang Gluten, wird von den meisten Betroffenen aber vertragen. Von Natur aus glutenfrei sind Reis, Mais, Quinoa, Kartoffeln, Hülsenfrüchte, Gemüse, Obst, Nüsse, Milch, naturbelassene Milchprodukte wie Joghurt und Quark, Fleisch, Fisch und Eier. Es gibt speziell für eine glutenfreie Ernährung hergestellte Lebensmittel, die als „glutenfrei“ gekennzeichnet sind.

Nicht alle Aminosäuren bauen Proteine

Außer den zuvor beschriebenen Aminosäuren, die alle Bausteine von Proteinen sind, gibt es – wie erwähnt – auch Aminosäuren, die nicht am Aufbau von Proteinen beteiligt sind, aber andere spezifische Funktionen in unserem Körper erfüllen. Diese nichtproteinogenen Aminosäuren kommen in einzelnen Lebensmitteln vor und können nach heutigem Kenntnisstand vom Körper selbst gebildet werden. Sie entstehen beim Um- und Abbau von anderen Aminosäuren im Stoffwechsel. Es ist also nicht nötig, sie extra aufzunehmen. Zu solchen nichtproteinogenen Aminosäuren zählen zum Beispiel:

- **ß-Alanin,** das biogene Amin der Asparaginsäure und ein Abbauprodukt von Pyrimidinen, die Bausteine verschiedener Moleküle wie Vitamine und der DNA sind. ß-Alanin ist Baustein des B-Vitamins Pantothensäure und damit auch von Coenzym A sowie des Dipeptids Carnosin, das möglicherweise als Neurotransmitter wirkt.
- **Citrullin,** ein Abbauprodukt von Arginin und Zwischenprodukt im

Harnstoffzyklus. Diese Aminosäure wurde erstmals in der Wassermelone (Citrullus lanatus) entdeckt, von der sie auch ihren Namen hat.

- **Dopa,** entsteht aus Tyrosin und ist Zwischenprodukt des Stoffwechsels von Dopamin, Adrenalin und Noradrenalin. Dopa wird übrigens als Medikament gegen Parkinson verwendet. Bei dieser Krankheit mangelt es den Betroffenen am Botenstoff Dopamin im Gehirn. Dopamin würde nach Einnahme als Tablette aber nicht im Gehirn ankommen, weil es die Schranke zwischen Blut und Hirn nicht passieren kann. Die nicht-proteinogene Aminosäure Dopa kann das aber und wird daher als Vorstufe des Dopamins zur Therapie eingesetzt.
- **Gamma-Aminobuttersäure (GABA),** entsteht aus Glutamin und fungiert als Neurotransmitter, der im Nervensystem beruhigend wirkt. In der Medizin macht man sich das GABA-System zunutze, indem Narkosemittel, Beruhigungsmittel und Antiepileptika an die GABA-Rezeptoren andocken.
- **Homocystein,** ein Zwischenprodukt im Stoffwechsel von Methionin. Zu viel Homocystein im Blut ist schädlich für die Blutgefäße und kann zu Komplikationen durch Blutgerinnsel führen.
- **Ornithin,** ein Abbauprodukt von Arginin und Zwischenprodukt im Harnstoffzyklus.
- **Taurin,** ein Abbauprodukt von Cystein beziehungsweise Methionin. Taurin hilft dabei, dass sich der wachsende Organismus entwickeln kann. Es hilft auch, den Wasser- und Salzhaushalt und damit das Zellvolumen zu regulieren, den Calciumspiegel in Zellen zu kontrollieren und so etwa die Herzmuskel- und Nervenfunktion zu beeinflussen, Energie zu produzieren, schädliche Radikale abzufangen sowie – verbunden mit Gallensäuren – Fette zu verdauen.

Taurin – Anti-Aging-Mittel in Energydrinks?

Taurin heißt so, weil es erstmals in der Galle eines männlichen Rindes entdeckt wurde. Das lateinische Wort „taurus“ bedeutet Stier. Vielleicht kommt daher der Mythos, Taurin mache stark wie ein Stier. Taurin kommt als freie Aminosäure in tierischen Geweben vor, vor allem in Muskeln und Nervengewebe. Fisch kann biszu 240 Milligramm Taurin pro 100 Gramm enthalten, Schweinefleisch etwa 50 Milligramm. In Pflanzen ist gar kein Taurin enthalten, dafür aber in Energydrinks, denen Taurin bis zu einer Höchstmenge von 4000 Milligramm pro Liter zugesetzt werden darf. Der Mensch kann Taurin also über tierische Lebensmittel aufnehmen. Er kann es aber auch selbst herstellen, vorwiegend in der Leber, weshalb wir nicht auf Taurin aus Lebensmitteln angewiesen sind. Bei Babys ist die körpereigene Bildung allerdings sehr niedrig. Daher brauchen sie das Taurin aus der Muttermilch oder der Säuglingsnahrung, die damit angereichert ist.

Leistungssteigernde Wirkung ist nicht bewiesen

Im menschlichen Körper ist Taurin wie oben beschrieben vielseitig wirksam. Außerdem wird dieser nichtproteinogenen Aminosäure nachgesagt, sie könne die Leistungsfähigkeit steigern. Das ist zwar nicht bewiesen, aber wohl der Grund, warum Taurin als Zusatz zu Energydrinks und als Nahrungsergänzungsmittel im Sport beliebt ist.

Lebenselixier in Energydrinks?

Auch gibt es Diskussionen, ob Taurin sich positiv auf die Gesundheit und den Alterungsprozess auswirkt. Denn ein internationales Forschungsteam stellte fest: Je älter Tiere und Menschen werden, desto weniger Taurin haben sie im Blut. Wurden Fadenwürmer und Mäuse mit sehr viel Taurin gefüttert, lebten sie länger; und Mäuse und Affen blieben mit Taurin länger gesund. Ist Taurin also ein Lebenselixier, das uns hilft, länger und gesünder zu leben? Steckt das Geheimnis eines langen Lebens ausgerechnet in Energydrinks?

Wohl kaum. Die in Tierversuchen erzielten Ergebnisse sind nicht einfach auf Menschen zu übertragen. Und die bei Menschen beobachteten Zusammenhänge lassen nicht den Schluss zu, dass Taurin der Grund für Gesundheit und Langlebigkeit ist. Hier fehlen aussagekräftige Studien, die die langfristigen Wirkungen und Nebenwirkungen von extra zugeführtem Taurin beim Menschen untersuchen. Allerdings ist es ohnehin sehr schwierig, das Altern beim Menschen zu erforschen. Schließlich beginnt das Altern mit der Geburt und es ist für keinen Menschen praktikabel, sich einer lebenslangen Studie zu unterziehen, die – abgesehen davon – gar nicht finanzierbar wäre. Klar ist aber, dass es sich beim Altern um einen Prozess mit sehr vielen Einflussfaktoren handelt, der sicher nicht durch eine einzige Substanz wie Taurin verhindert werden kann.

Gefahr aus der Dose

Energydrinks sind also kein Jungbrunnen, zumal sie gleichzeitig bedenklich große Mengen an Zucker und Koffein enthalten. Wer große Mengen Energydrinks in kurzer Zeit trinkt, riskiert so gesundheitliche Probleme. Insbesondere Kinder und Jugendliche gefährden ihre Gesundheit. Vor allem, wenn sie Energydrinks zusammen mit Alkohol oder körperlicher Anstrengung wie beim Tanzen oder Sport konsumieren. Herzklopfen, Kurzatmigkeit, unkontrolliertes Muskelzittern, starke Übelkeit, Angstzustände, Nervosität sowie Veränderungen im Elektrokardiogramm beobachtete man bei jungen Erwachsenen, die 1 Liter oder mehr Energydrinks tranken. Das Bundesinstitut für Risikobewertung (BfR) berichtete sogar von Fällen mit Herzrhythmusstörungen und Nierenversagen bis hin zu Todesfällen.

Bewegung liefert Taurin

Doch zurück zu Taurin als Lebenselixier. Die Forschenden stellten auch fest, dass Menschen bei anstrengendem Fahrradtraining verstärkt Taurin selbst herstellen. Das passt zu der Beobachtung, dass sich Sport positiv auf die Gesundheit im Alter auswirkt. Doch das kommt nicht allein wegen des erhöhten Taurinspiegels, sondern wegen der vielfältigen positiven Effekte von körperlicher Aktivität. Diese sind auch nicht allein durch die Einnahme einer Substanz zu ersetzen.

Nachdem wir uns nun die wichtigsten Grundlagen zu den Proteinen und Aminosäuren und ihre Funktionen im Körper angeschaut haben, stellt sich die Frage, wie Sie sich im Alltag angemessen mit diesen Bausteinen der Ernährung versorgen können. Im folgenden Kapitel geht es daher um die empfohlene Proteinzufuhr und welcher Lebensmittelmix das am besten liefern kann.

Proteinquellen erschließen

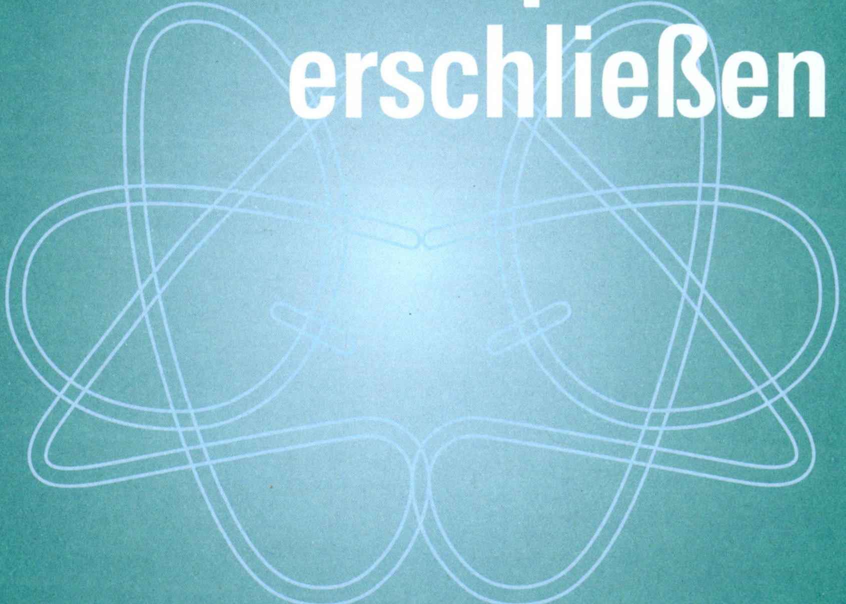

Die ideale Proteinmenge

Wie im vorherigen Kapitel beschrieben, müssen wir Proteine essen, um Gewebe, Muskelmasse und so weiter aufzubauen und nahezu alle Körperfunktionen zu gewährleisten. Doch wie viele Proteine muss ein Mensch zu sich nehmen, um optimal mit Aminosäuren versorgt zu sein?

Es müssen täglich mindestens so viele Proteine sein, dass sie den unvermeidbaren Stickstoffverlust des Körpers ausgleichen. Dieser beträgt bei einem Durchschnittsmenschen mit einem Körpergewicht von 75 Kilogramm 4 Gramm Stickstoff pro Tag. Das sind umgerechnet 25 Gramm Proteine (der Stickstoffanteil in Proteinen liegt bei 16 Prozent, sodass 16 Gramm Stickstoff in 100 Gramm Proteinen stecken und dementsprechend 4 Gramm Stickstoff in 25 Gramm Proteinen). Der Mensch muss also, um die unvermeidbaren Verluste auszugleichen, etwa 25 Gramm Proteine pro Tag essen. Dieser sogenannte minimale Proteinbedarf beschreibt die Proteinzufuhr, die notwendig wäre, um eine ausgeglichene Stickstoffbilanz zu erreichen. Gleichzeitig müssen es genug Proteine sein, um den Bedarf an allen unentbehrlichen Aminosäuren zu decken.

Die offiziellen Empfehlungen der Fachgesellschaft

Weil die Proteine aus dem Essen in der Praxis nicht zu 100 Prozent vom Körper nutzbar sind, sollte die Ernährung mehr als nur diesen minimalen Bedarf liefern. Deshalb sind die von der Deutschen Gesellschaft für Ernährung herausgegebenen Empfehlungen zur Proteinzufuhr, die Sie in der nebenstehenden Tabelle finden, höher als der minimale Bedarf.

Für Erwachsene empfiehlt die DGE täglich 0,8 Gramm Proteine pro Kilogramm Körpergewicht. Das entspricht einer absoluten Menge von 55 bis 57 Gramm Proteinen für Männer und 47 bis 48 Gramm Proteinen für Frauen, bezogen auf das jeweilige Körpergewicht im Normbereich. Diese Menge stellt sicher, dass der Körper ausreichend Aminosäuren für den Proteinaufbau erhält. Das gilt jedoch

Empfohlene Proteinzufuhr laut Deutscher Gesellschaft für Ernährung (DGE)

Alter	Pro Kilogramm Körpergewicht im Normbereich pro Tag		Pro Tag	
	männlich	weiblich	männlich	weiblich
0 bis unter 1 Monat	2,5 g		8 g	
1 bis unter 2 Monate	1,8 g		8 g	
2 bis unter 4 Monate	1,4 g		8 g	
4 bis unter 12 Monate	1,3 g		11 g	
1 bis unter 4 Jahre	1,0 g		14 g	
4 bis unter 7 Jahre	0,9 g		18 g	
7 bis unter 10 Jahre	0,9 g		26 g	
10 bis unter 13 Jahre	0,9 g	0,9 g	37 g	38 g
13 bis unter 15 Jahre	0,9 g	0,9 g	50 g	49 g
15 bis unter 19 Jahre	0,9 g	0,8 g	62 g	48 g
19 bis unter 51 Jahre	0,8 g	0,8 g	57 g	48 g
51 bis unter 65 Jahre	0,8 g	0,8 g	55 g	47 g
65 Jahre und älter	1,0 g	1,0 g	67 g	57 g
Schwangere 2. Trimester		0,9 g		+7 g
Schwangere 3. Trimester		1,0 g		+21 g
Stillende		1,2 g		+23 g

nur für gesunde Erwachsene. Andere Lebensphasen und einige Erkrankungen erfordern eine höhere oder eine niedrigere Zufuhr. Außerdem hängt die optimale Menge von der variablen Qualität der Proteine ab – dazu später mehr (siehe Seite 80).

> **DIE ABSOLUTE MENGE** der empfohlenen Proteinzufuhr errechnet sich anhand des Körpergewichts im Normbereich. Das heißt, dass Sie im Falle von Übergewicht nicht Ihr aktuelles Gewicht heranziehen, um die absolute Proteinmenge zu berechnen, sondern das Referenzgewicht eines Menschen mit sogenanntem Normalgewicht. Denn die zusätzlichen Kilos bei einem Übergewicht bedingen – sofern sie aus Fettmasse und nicht wie bei Kraftsportlern aus Muskelmasse bestehen – keinen höheren Proteinbedarf. Übergewichtige Menschen brauchen nicht mehr Proteine als normalgewichtige.

Ein Beispiel für eine Berechnung: Wenn jemand 90 Kilogramm bei einer Größe von 1,75 Metern wiegt, hat er per Definition Übergewicht mit einem Body Mass Index (BMI) von 29 Kilogramm / Quadratmeter (kg/m^2). Der BMI ist das Verhältnis des Gewichts in Kilogramm zur Größe in Metern zum Quadrat, also hier 90 kg geteilt durch (1,75 m mal 1,75 m). Der Normbereich für den BMI liegt zwischen 19 und 25 kg/m^2. Bei einem BMI von beispielsweise 23 kg/m^2 läge das Körpergewicht folglich bei 70 Kilogramm. Zur Berechnung der empfohlenen Proteinmenge wären also 0,8 Gramm mit 70 Kilogramm zu multiplizieren, sodass sich 56 Gramm Proteine pro Tag ergeben.

So viel isst Deutschland

In Deutschland essen die Menschen im Schnitt mehr Proteine als nötig. Laut der Nationalen Verzehrsstudie II aus den Jahren 2005 bis 2006 liegt die Tageszufuhr bei Männern bei 1,2 Gramm pro Kilogramm Körpergewicht, bei Frauen liegt sie bei 1,0 Gramm. Auch bei Kindern ist die Zufuhr ausreichend, wie die im Jahr 2006 durchgeführte EsKiMo-Studie zeigte. Allerdings gibt es Hinweise, dass unter den älteren Menschen viele sind, die die empfohlene Zufuhr nicht erreichen.

Aktuellere Daten, die für Deutschland repräsentativ sind, gibt es zum Zeitpunkt der Erstellung dieses Buches leider nicht.

Babys bis Teenager – mehr fürs Wachstum

Während der Wachstumsphasen benötigt der Mensch wesentlich mehr Proteine als später im Leben, wenn das Wachstum abgeschlossen ist. Das heißt, dass Babys, Kinder und Jugendliche in Abstufungen einen deutlich höheren Bedarf im Vergleich zu Erwachsenen haben. Bezogen auf das Körpergewicht brauchen Säuglinge daher die höchste Proteinzufuhr – mit täglich 2,5 Gramm pro Kilogramm dreimal so viel wie gesunde Erwachsene. Denn bei ihnen läuft der körpereigene Proteinaufbau auf Hochtouren.

HÖCHSTER BEDARF BESTEHT BEI SÄUGLINGEN: Sie benötigen bezogen auf ihr Körpergewicht am meisten Proteine – im ersten Lebensmonat sogar dreimal mehr als Erwachsene.

Die Muttermilch gesunder Frauen enthält die für das geborene Baby ideale Proteinmenge. Anhand des Gehalts in der Muttermilch und der Trinkmenge schätzt die DGE die optimale Proteinzufuhr für Säuglinge ab und kommt so in den ersten vier Lebensmonaten in absoluter Menge auf 8 Gramm pro Tag. Bei Frühgeborenen, die unter 1500 Gramm wiegen, ist unbedingt eine zusätzliche Anreicherung mit Proteinen und anderen Nährstoffen erforderlich.

Mit zunehmendem Alter nimmt die benötigte Proteinmenge ab, bleibt während der Pubertät mit 0,9 Gramm pro Kilogramm Körpergewicht aber höher als bei Erwachsenen.

Schwangere und Stillende – mehr fürs Baby

Schwangere und Stillende brauchen zusätzliche Proteine. Schwangere lagern Proteine ein und nehmen an Gewicht zu. Die DGE errechnet für das zweite Trimester einen täglichen Mehrbedarf an Proteinen von 0,9 Gramm pro Kilogramm Körpergewicht beziehungsweise 7 Gramm absolut. Ab dem dritten Trimester beträgt der Mehrbedarf 1,0 Gramm Proteine pro Kilogramm Körpergewicht beziehungsweise 21 Gramm absolut pro Tag. Damit ergibt sich für Schwangere insgesamt eine benötigte Proteinmenge von 55 bis 69 Gramm pro Tag.

MEHR PROTEINE FÜR ZWEI NÖTIG: Schwangere und Stillende brauchen mit etwa 70 Gramm pro Tag eine besonders hohe Proteinzufuhr.

Stillende produzieren Proteine für die Muttermilch und verlieren Stickstoff mit der Muttermilch. Deshalb benötigen Stillende mehr Proteine – die empfohlene zusätzliche Proteinzufuhr beträgt 1,2 Gramm pro Kilogramm Körpergewicht pro Tag beziehungsweise 23 Gramm absolut. Für Stillende ergibt sich so eine insgesamt benötigte Proteinmenge von 71 Gramm pro Tag.

Ältere Menschen – mehr für den Muskelerhalt

In der wissenschaftlichen Literatur gelten im Allgemeinen Menschen ab dem 65. Lebensjahr als „ältere Menschen“. Das heißt aber nicht, dass „ältere Menschen“ eine homogene Gruppe sind. Neben gesunden und rüstigen gibt es auch mehrfach erkrankte und gebrechliche ältere Menschen. Denn mit dem Alter kommt es zu starken körperlichen Veränderungen und Einschränkungen und auch häufiger zu Krankheiten. Die Körperreserven nehmen ab. Sowohl Krankheiten als auch verminderter Appetit, einseitiges Essen und Medikamente können Aufnahme, Stoffwechsel und Ausscheidung der Nährstoffe beeinträchtigen.

Aus Studien zum Stoffwechsel von älteren Menschen und Beobachtungen an Bevölkerungsstichproben ist bekannt, dass im höheren Alter mehr Proteine zum Aufbau und damit zum Erhalt von Muskeln gebraucht werden. Die DGE schätzt die angemessene tägliche Proteinzufuhr in der Altersgruppe der ab 65-Jährigen auf 1,0 Gramm pro Kilogramm Körpergewicht. Bezogen auf das Referenzgewicht sind das pro Tag 67 Gramm Proteine für Männer und 57 Gramm für Frauen. Andere Expertengruppen empfehlen für ältere Menschen höhere Proteinmengen von täglich 1 bis 1,5 Gramm pro Kilogramm Körpergewicht, um dem Muskelabbau entgegenzuwirken. Das könnte dabei helfen, den im Alter oft vorkommenden Muskelschwund zu mindern und Knochenbrüche zu verhindern. Mehr zur Bedeutung von Proteinen im Alter können Sie im Kapitel „Proteine im Alter“ ab Seite 173 erfahren.

Menschen mit Krankheiten – veränderter Bedarf

Krankheiten können den Bedarf an Proteinen beziehungsweise Aminosäuren erhöhen oder auch erniedrigen. Der Proteinbedarf von Menschen mit Krankheiten kann also nicht pauschal benannt werden. Er ist unter anderem abhängig von der jeweiligen Erkrankung, ihrer Schwere und ihrem Verlauf unter der Behandlung sowie dem allgemeinen Ernährungszustand.

Die Ernährung von im Krankenhaus Behandelten sollte mindestens 1 Gramm Proteine pro Kilogramm Körpergewicht und Tag liefern. So lautet die Empfehlung eines europäischen Expertengremiums (ESPEN, Europäische Gesellschaft für Enterale und Parenterale Ernährung). Bei Patientinnen und Patienten mit einem Dekubitus, mit einer Krebserkrankung oder im höheren Lebensalter schlägt das Gremium pro Kilogramm Körpergewicht eine tägliche Proteinzufuhr zwischen 1,2 und 1,5 Gramm vor, bei schweren Erkrankungen sogar 2 Gramm. Im Alltag der Ernährung im Krankenhaus wird eine absolute Proteinzufuhr von 75 bis 90 Gramm pro Tag, verteilt auf drei Mahlzeiten, angestrebt.

Bei schweren Erkrankungen werden manche der bedingt unentbehrlichen Aminosäuren zu unentbehrlichen Aminosäuren. Der Grund dafür ist, dass der Körper einen erhöhten Bedarf hat oder sie nicht mehr selbst herstellen kann. Es handelt sich um die Aminosäuren Arginin, Cys-tein, Glutamin, Serin und Tyrosin (siehe ab Seite 47).

Auch bei Menschen mit angeborenen Erkrankungen des Aminosäurenstoffwechsels sind einzelne Aminosäuren, die der Körper sonst selbst bildet, unentbehrlich. Gleichzeitig ist die Zufuhr einzelner Aminosäuren zu vermeiden, was oft nur mit einer eher proteinarmen Ernährung gelingt. Beispiele dafür sind die oben erwähnten angeborenen Erkrankungen Phenylketonurie, Ahornsirupkrankheit und Homocystinurie.

Bei an chronischer Niereninsuffizienz (Stadien 1–3) Erkrankten forciert eine deutlich über dem Bedarf liegende Proteinzufuhr das Fortschreiten der Nierenfunktionsstörung. Deshalb sollten Betroffene pro Tag nicht mehr als 0,8 Gramm Proteine pro Kilogramm Körpergewicht essen.

Früher sollten Menschen mit einer Leberzirrhose und chronischen Nierenerkrankungen die Proteinaufnahme reduzieren, um die Produktion von Ammoniak zu begrenzen, sodass weniger Harnstoff ausgeschieden werden muss. Das kann aber die bei diesen Erkrankungen ohnehin schon bestehende Neigung zum Proteinabbau verstärken. Außerdem ist der Nutzen proteinarmer Diäten hinsichtlich des Krankheitsverlaufs fragwürdig. Deshalb wird heute keine Einschränkung mehr empfohlen.

Sportler – mehr bei Spitzenleistung

Sie sind sportlich aktiv und fragen sich, ob Sie deshalb mehr Proteine brauchen? Solange Sie kein Spitzensportler in einer Nationalmannschaft sind oder nicht als Marathonläuferin täglich trainieren, lautet die Antwort: Sie sind mit der allgemein empfohlenen Proteinzufuhr von 0,8 Gramm pro Kilogramm Körpergewicht und Tag gut versorgt.

Für Erwachsene, die Breitensport betreiben – also zum Beispiel etwa vier- bis fünfmal die Woche jeweils eine halbe Stunde Sport treiben – gibt es keine höhere Empfehlung. Wer sich abwechslungsreich ernährt und dabei den Energiebedarf deckt, nimmt auch bei sportlich aktiver Lebensweise genug Proteine auf.

Für Leistungssportlerinnen und sehr ambitionierte Freizeitsportler kann eine höhere Proteinzufuhr sinnvoll sein. Bei Menschen, die beispielsweise mindestens fünf Stunden hartes Training pro Woche absolvieren, kann das den Trainingsprozess unterstützen und die Leistungsfähigkeit fördern. Je nach Sportart und Trainingsziel, -intensität, -umfang oder Wettkampfphase wird eine flexibel angepasste Proteinversorgung empfohlen, in der Größenordnung von etwa 1,2 bis 2,0 Gramm pro Kilogramm Körpergewicht pro Tag.

Die höhere Proteinzufuhr kann und sollte mit den Mahlzeiten über den Tag verteilt erfolgen, und nicht über Nahrungsergänzungsmittel. Mehr dazu im Kapitel „Proteine im Sport“ ab Seite 154.

Proteinmangel – Warnsignale und Folgen

Liefert die Ernährung zu wenig Proteine, fährt der Körper zunächst die Ausscheidung des Stickstoffs runter und versorgt sich selbst, indem er körpereigene Proteine aus der Muskulatur abbaut. Mit der Muskelmasse geht allerdings auch die Muskelkraft verloren. Bei älteren Menschen besteht dadurch die Gefahr, dass sie eher gebrechlich werden und somit stürzen und Knochenbrüche erleiden.

Bei länger anhaltendem Proteinmangel und damit einem Mangel an unentbehrlichen Aminosäuren kann der Körper selbst durch den Abbau von Muskeln nicht mehr ausreichend Aminosäuren bereitstellen. Wichtige Funktionen des Stoffwechsels und der Organe leiden. Am ehesten betroffen sind Bereiche mit einer hohen Zellteilungsrate wie das Immunsystem und der Darm. Werden dann weniger Funktionsproteine wie zum Beispiel die Immunglobuline aufgebaut, ist das Immunsystem geschwächt und es kommt leichter zu Infekten. Die Wundheilung ist gestört, weil der Körper Kollagen und andere Gewebeproteine nicht mehr hinreichend aufbauen kann. Das Blut enthält weniger Transportproteine wie etwa das Albumin, was zu Wassereinlagerungen in Geweben (Ödemen) führt.

PROTEINVERLUST IST LEBENSGEFÄHRLICH: Gehen mehr als 30 Prozent des Körperproteins verloren, führt das zu Organversagen, was mittelfristig tödlich ist.

Ein ernährungsbedingter Proteinmangel tritt üblicherweise nicht isoliert auf, sondern geht mit einer insgesamt schlechten Versorgung mit anderen Nährstoffen und Energie einher. Schwere Fälle von Proteinmangel treten hierzulande nur bei schweren Störungen der Verdauung sowie bei Kachexie auf. Kachexie ist ein krankhafter Gewichtsverlust, der mit massivem Abbau von Körperproteinen verbunden ist, beispielsweise infolge von Krebserkrankungen, AIDS oder anderen chronischen Infektionen.

Zu den „klassischen" Mangelzuständen gehören die Krankheitsbilder Marasmus und Kwashiorkor, die noch immer meist bei Kindern in sogenannten Entwicklungsländern vorkommen. Bei Marasmus sind die Kinder sozusagen nur noch „Haut und Knochen". In Industrieländern kann es bei Menschen mit Essstörungen wie Magersucht dazu kommen. Bei Kwashiorkor haben Kinder einen „Hungerbauch": Muskelschwund und Gewichtsverlust sind weniger ausgeprägt, und sie fallen weniger auf, da die Kinder Wassereinlagerungen in Geweben haben und dadurch aufgedunsen sind.

DIE VIELFÄLTIGEN FUNKTIONEN DER PROTEINE als Struktur- und Funktionselemente erklären, warum es bei Proteinmangel zu verschiedensten Störungen der Körperfunktionen kommt. Muskelabbau und Schwäche, erhöhte Infektanfälligkeit und schwerer verlaufende Infektionen, gestörte Wundheilung und Ödeme gehören zu den Folgen eines Proteinmangels, der hierzulande nur bei schweren zehrenden Krankheiten oder bei unzureichender Zufuhr bei älteren Menschen auftritt (siehe Seite 174).

Mangel aufdecken

Die zuvor beschriebenen Symptome wie Infektanfälligkeit, Ödeme und verminderte Muskelkraft können einer Ärztin oder einem Arzt natürlich Hinweise auf einen Proteinmangel geben. Diese Symptome sind jedoch nicht spezifisch für einen Proteinmangel, das heißt, man weiß nicht, ob sie wirklich darauf zurückzuführen sind.

Um zu überprüfen, ob ein Proteinmangel vorliegt, kann ein Labor den Gehalt bestimmter Proteine im Blut messen. Dazu gehören Albumin, Präalbumin, Transferrin und retinolbindendes Protein im Blutserum. Die Spiegel dieser Proteine können jedoch auch durch andere Faktoren wie beispielsweise Entzündungen oder die Leber- und Nierenfunktion beeinflusst werden. Um zwischen einem Proteinmangel und Entzündungen zu unterscheiden, kann das C-reaktive Protein, kurz CRP, gemessen werden, dessen Blutspiegel bei Entzündungen erhöht ist.

Zusätzlich können bestimmte Körpermaße bei der Diagnose helfen, die Fachleute anhand von Hautfaltendicke, Umfangsmessungen und Re-

Proteine im Blutserum als Marker des Proteinstatus

Unterschreitungen der folgenden Laborparameter können Hinweise auf einen Proteinmangel liefern. Abweichungen vom Normbereich sind jedoch nicht spezifisch für einen Proteinmangel, denn sie können auch andere Ursachen haben.

Protein	Normbereich	Wichtige Einflussfaktoren
Albumin	35–45 g/l	• Mangelernährung • Leberzirrhose • Sepsis (Blutvergiftung) • nephrotisches Syndrom (Erkrankung an den Nieren) • Überwässerung
Präalbumin	150–300 mg/l	wie bei Albumin
Transferrin	2,5–3 g/l	• Mangelernährung • Eisenstoffwechsel • Entzündung
Retinolbindendes Protein	26–76 mg/l	• Mangelernährung • Vitamin-A-Mangel

chenformeln bestimmen können. Zum Beispiel dienen der Armmuskelumfang oder die Armmuskelfläche als Indikatoren für den Bestand an Körperprotein. Darüber hinaus gibt es weitere Untersuchungsmethoden, mit denen man die Körperzusammensetzung messen und demzufolge erkennen kann, ob die Muskelmasse verringert ist. Dazu gehören beispielsweise die einfach durchzuführende und kostengünstige Bioelektrische Impedanz-analyse (BIA) sowie auch die deutlich teurere Magnetresonanztomografie (MRT) oder Computertomografie (CT).

Als ein messbarer Parameter der Muskelfunktion, die ein Indikator des Ernährungszustands ist, dient die Handkraft. Die Muskelfunktion ist zwar maßgeblich von Parametern wie Alter, Geschlecht und Trainingszustand abhängig, hängt jedoch stark mit der Muskelmasse und der Körperzellmasse zusammen. Eine einfache, praktikable Methode ist die Messung der Kraft beim Schließen der Faust mit einem sogenannten Dynamometer. Allerdings gibt es in Europa keine Normwerte für die Handkraft, sodass eine einmalige Messung wenig aussagt. Mehrmalige Messungen können jedoch Veränderungen im Laufe der Zeit anzeigen.

Einen einzelnen sicheren Parameter, um einen Proteinmangel festzustellen, gibt es demnach also nicht. Fachleute etwa in Arztpraxen oder in der Ernährungsberatung sind darauf angewiesen, sich einen Überblick über die gesamte Konstitution eines Menschen zu verschaffen und können dann – darauf basierend – erst eine Aussage treffen.

Anti-Aging mit Low Protein?

Mancherorts wird behauptet, dass eine möglichst niedrige Proteinzufuhr dazu beiträgt, bei bester Gesundheit überdurchschnittlich alt zu werden. Aber auch für Trenddiäten wie „Low Protein", die Longevity – also ein gesundes langes Leben – fördern sollen, fehlen die Nachweise. Es gibt zwar Hinweise, dass eine kalorienarme Ernährung Parameter der Langlebigkeit positiv beeinflussen kann, allerdings nicht zwangsläufig die Gesundheit. Dass „Low Protein" keine gute Idee ist, ist auch vor dem Hintergrund der beschriebenen Funktionen der Proteine und proteinhaltiger Lebensmittel plausibel.

Proteinüberschuss – zu viel des Guten

Auch bei so wertvollen Nährstoffen wie den Proteinen kann es ein Zuviel geben. Übersteigt die Zufuhr von Proteinen beziehungsweise Aminosäuren den Bedarf für den Aufbau von körpereigenen Proteinen und anderen stickstoffhaltigen Molekülen, dann verbrennt der Körper Aminosäuren und gewinnt daraus Energie. Liefert die Ernährung insgesamt zu viel Energie, schlägt sich das in der Folge in einer Gewichtszunahme nieder.

Den bei der Verbrennung der Aminosäuren freigesetzten Stickstoff scheidet der Körper als Harnstoff über die Nieren aus. Ob und inwieweit dies bei Menschen mit intaktem Stoffwechsel mit gesundheitlichen Nachteilen verbunden ist, ist unklar. Es ist aber nicht auszuschließen, dass die Nieren bei dauerhaft hoher Proteinzufuhr von mehr als 2 Gramm pro Kilogramm Körpergewicht Schaden nehmen. Denn ist die Proteinzufuhr deutlich höher als der Bedarf, müssen die Nieren stärker durchblutet werden und mehr leisten, wodurch sie langfristig größer werden und Störungen ihrer Funktion nicht auszuschließen sind. Klar ist hingegen, dass Menschen mit bereits gestörter Nierenfunktion, der sogenannten chronischen Niereninsuffizienz, eine deutlich über dem Bedarf liegende Proteinzufuhr vermeiden sollten, da sie das Fortschreiten der Funktionsstörung forciert.

MANGELS WISSENSCHAFTLICHER DATEN ist die Frage nach gesundheitlichen Folgen einer über den Empfehlungen liegenden Proteinzufuhr derzeit nicht klar zu beantworten. Daher haben sowohl die Europäische Behörde für Lebensmittelsicherheit als auch andere internationale Behörden keine tolerierbare Höchstmenge für eine sichere Proteinzufuhr festgelegt. Aufgrund von Beobachtungen gehen die Fachleute davon aus, dass auch das Drei- bis Vierfache der empfohlenen Menge bei Erwachsenen keine unerwünschten Symptome auslöst.

Bei einer deutlich erhöhten Proteinzufuhr ist es laut DGE besonders wichtig, genug zu trinken, da der beim Proteinabbau entstehende Harnstoff mit dem Urin ausgeschieden werden muss.

Obwohl akute nachteilige Auswirkungen einer überhöhten Proteinzufuhr nicht belegt wurden, ist zu bedenken, dass zu viel tierisches Protein immer auch mit einer hohen Zufuhr an anderen Stoffen wie zum Beispiel Fett, Cholesterin und Purinen einhergeht. Vor allem bei dauerhaften Ernährungsweisen mit hohem Proteinanteil aus tierischen Lebensmitteln – wie etwa einer fleischlastigen Low-Carb-Diät – könnte dies auf Jahre gesehen zu Problemen führen.

Eine hohe Proteinzufuhr wird häufig auch im Zusammenhang mit der Gesundheit der Knochen diskutiert. Denn mit steigender Zufuhr an Proteinen erhöht sich die Ausscheidung von Calcium, einem wichtigen Mineralstoff im Knochen, über den Urin. Allerdings verbessern Nahrungsproteine – insbesondere solche mit viel Lysin – die Calciumaufnahme im Darm. Insgesamt fehlen auch hinsichtlich der Knochengesundheit Belege für eine schädliche Wirkung von Proteinmengen, die über der Empfehlung liegen. Im Gegenteil: Es gibt, wie bereits erwähnt, sogar Hinweise darauf, dass Menschen im Alter ab 65 Jahren bei hoher Proteinzufuhr weniger Knochenbrüche erleiden.

Proteinreich essen

Was sollte auf den Teller kommen, wenn Sie Ihre Ernährung ganz einfach proteinbewusst und ausgewogen gestalten möchten? Proteine stecken in vielen Lebensmitteln – doch nicht nur die Menge zählt, sondern auch die Qualität. Welche Lebensmittel besonders proteinreich sind und wie gut der Körper die Proteine daraus nutzen kann, erfahren Sie in diesem Kapitel.

Die besten Quellen erschließen

Viele denken bei Proteinquellen vielleicht sofort und ausschließlich an Steaks, Quark und Eier – doch die Liste der Proteinquellen ist deutlich länger. Kein Wunder, sind Proteine doch Bestandteile jeder Zelle und damit auch etlicher Lebensmittel. Genügend Proteine zu essen, das gelingt den meisten Menschen hierzulande daher ganz automatisch – im Durchschnitt essen wir sogar mehr Proteine als empfohlen.

Von Natur aus reichlich Proteine liefern die von Tieren stammenden Lebensmittel Fleisch, Fisch, Milch und Ei. Beispielsweise stecken in 100 Gramm gegartem Schweinefleisch 28 Gramm Proteine, in gegarter Forelle 23 Gramm, in Hartkäse wie Emmentaler 28 Gramm und in Magerquark 14 Gramm. Auch getrocknete Insekten, die seit einiger Zeit als neuartige Lebensmittel in Europa zugelassen sind, sind reich an Proteinen – ihr Gehalt ist sogar mehr als doppelt so hoch wie der von Fleisch. Bei den pflanzlichen Lebensmitteln sind Hülsenfrüchte wie Soja und andere Bohnen, Erbsen, Linsen und Erdnüsse sehr gute Proteinquellen. Auch Getreide und Getreideprodukte wie Brot und Haferflocken liefern Proteine. So stecken etwa in Tofu 16 Gramm, in Haferflocken 13 Gramm, in gegarten Linsen 9 Gramm und in Vollkornbrot 7 Gramm Proteine pro 100 Gramm.

FÜR DIE TÄGLICH EMPFOHLENE PROTEINMENGE reichen beispielsweise schon zwei Scheiben Vollkornbrot mit Goudakäse, ein kleiner Becher Joghurt, eine Ofenkartoffel mit Quark und eine Handvoll Haselnüsse oder ein gegrilltes Schweinesteak und ein Ei. Grob gerechnet kommt man damit auf rund 55 Gramm Proteine.

Klasse statt Masse – Proteinqualität

Wie gut ein bestimmtes Lebensmittel einen Menschen mit Proteinen versorgt, hängt allerdings nicht allein von dessen Proteingehalt ab. Es kommt auch ganz entscheidend darauf an, aus welchen Aminosäuren sich die Proteine des Lebensmittels zusammensetzen und wie gut diese für Ihren Körper verfügbar sind. Diese beiden Aspekte – also die Art und die Verfügbarkeit der Aminosäuren – machen die unterschiedliche Qualität von Proteinen aus.

Tierische und pflanzliche Proteine unterscheiden sich in der Zusammensetzung und in der Verfügbarkeit der Aminosäuren, sodass unser Körper sie nicht gleichwertig für den Aufbau von Proteinen nutzen kann. Je besser sich Proteine aus der Nahrung dazu eignen, daraus körpereigene Proteine herzustellen, desto höher ist ihre Qualität. Im Allgemeinen ist die Qualität von Proteinen aus tierischen Lebensmitteln meist höher als die von Pflanzenproteinen.

In Regionen der Erde, in denen die Bevölkerung zu wenig zu essen hat und vor allem proteinreiche tierische Lebensmittel Mangelware sind, haben Maßnahmen zu verbesserter Proteinqualität große Bedeutung für die Ernährung. In wohlhabenden Ländern wie Deutschland, in denen die Bevölkerung reichlich mit Proteinen versorgt ist, ist die Proteinqualität praktisch ohne Bedeutung für die tägliche Ernährung. Wer jedoch weitgehend oder ganz auf tierische Lebensmittel verzichtet, sollte dennoch darauf achten. Das gilt insbesondere für vegan essende Schwangere, Stillende und Kinder.

Erstes Qualitätskriterium: Art der Aminosäuren

Die Proteine von Tieren sind sehr ähnlich zusammengesetzt wie die Proteine im menschlichen Körper. Das ist wenig überraschend, denn biologisch betrachtet ist der Mensch auch ein Tier. So entsprechen die Muskeln von Tieren in ihrer Funktion und Konstruktion den menschlichen Muskeln. Die Aminosäurenmuster tierischer Proteine ähneln denen des Menschen sehr stark, sodass tierische Proteine einen idealen Mix aus Aminosäuren liefern. Sie enthalten in der Regel alle unentbehrlichen Aminosäuren in ausreichender Menge.

EIN HOCHWERTIGES PROTEIN enthält die unentbehrlichen Aminosäuren in einer ausreichenden Menge. Generell folgt daraus: Proteine aus tierischen Lebensmitteln wie dem Ei sind biologisch hochwertiger als pflanzliche Proteine etwa aus Bohnen, weil Erstere in der Regel mehr unentbehrliche Aminosäuren enthalten.

Welcher Proteingehalt steckt drin?

Hier finden Sie Beispiele für tierische und pflanzliche Lebensmittel mit hohem, mittlerem oder geringem Proteingehalt. So erkennen Sie auf einen Blick, welche Lebensmittel besonders gute Proteinquellen sind.

Proteingehalt	Lebensmittel (Beispiele)
Hoch (mindestens 15 g pro 100 g)	Insekten magere Fleischsorten (zum Beispiel Rinder- und Schweinefilet), Geflügel Fisch Milchprodukte wie Hartkäse und Speisequark
	🌱 Hülsenfrüchte, insbesondere Sojabohnen und Sojaerzeugnisse (zum Beispiel Tofu und Tempeh), Kichererbsen, Erdnüsse 🌱 Nussmus
Mittel (3–14 g pro 100 g)	Hühnereier Milchprodukte wie Joghurt und Buttermilch
	🌱 viele Nusssorten und Samen (z. B. Sonnenblumenkerne) 🌱 Getreide und Getreideerzeugnisse wie Haferflocken und Brot
Gering (weniger als 3 g pro 100 g)	🌱 Gemüse und Obst

Das dürfen Sie sich jetzt aber nicht so vorstellen, dass das Muskelprotein aus dem Schweineschnitzel direkt in den Bizeps wandert. Aber verschiedene hochwertige Proteine zu essen stellt sicher, dass der Körper aus dem zur Verfügung stehenden Pool an Aminosäuren alle im jeweiligen Moment benötigten Proteine im notwendigen Umfang aufbauen kann. So wandert vielleicht das Leucin aus Molkenprotein als Aminosäure in ein Membranprotein oder in den Blutfarbstoff Hämoglobin.

Bei Proteinen aus pflanzlichen Lebensmitteln fehlen häufiger bestimmte Aminosäuren in ausreichender Menge. Damit sind sie – isoliert betrachtet – biologisch minderwertig. So sind etwa Proteine in Getreide wie Reis, Weizen und Roggen weniger wertvoll, weil sie nur wenig Lysin enthalten. Lysin ist die sogenannte limitierende Aminosäure (siehe ab Seite 33).

Ein geringer Gehalt an einer Aminosäure in einem Protein kann jedoch durch den Verzehr einer größeren Menge an Protein ausgeglichen werden, sodass der Bedarf an der fehlenden Aminosäure gedeckt wird. Alternativ können verschiedene Lebensmittel, die unterschiedliche limitierende Aminosäuren enthalten, kombiniert werden. Besonders wertvoll, beispielsweise bei vegetarischer Ernährung, ist die Mischung pflanzlicher und tierischer Proteinquellen wie Bohnen oder Kartoffeln mit Ei oder Milch. Mehr zu cleveren Kombinationen im Kapitel „Vegan und proteinreich" ab Seite 89.

FLEISCH ODER REIN PFLANZLICH? Beides ist möglich: Entscheidend ist eine insgesamt bedarfsdeckende Zufuhr unentbehrlicher Aminosäuren. Diese lässt sich sowohl durch eine Ernährung mit pflanzlichen und tierischen Lebensmitteln als auch durch eine vegane, also rein pflanzliche, Ernährung umsetzen.

Das Vorhandensein von unentbehrlichen Aminosäuren ist jedoch nur ein Qualitätskriterium einer Proteinquelle. Denn ihre Anwesenheit in einem Lebensmittel garantiert noch lange nicht, dass der Körper sie auch eins zu eins nutzen kann. Deshalb kommen wir im Folgenden zur Verfügbarkeit der Aminosäuren.

Zweites Qualitätskriterium: Verfügbarkeit

Wie gut ein gesunder Körper die Proteine aus der Nahrung nutzen kann, hängt davon ab, wie gut er an die enthaltenen Aminosäuren herankommt und sie weiterverwerten kann. Oder anders ausgedrückt: wie gut die Aminosäuren aus den Nahrungsproteinen verfügbar sind. Denn die Aminosäuren sind in den Proteinen mehr oder weniger fest gebunden, und diese wiederum in der Matrix des Lebensmittels eingebettet. So hängt die Verfügbarkeit davon ab, wie gut Proteine verdaulich sind und wie gut die Aminosäuren ins Blut gelangen. Das hängt wiederum unter anderem von folgenden Faktoren ab:

- **Roh oder verarbeitete Lebensmittel:** Naturbelassene Proteine, wie sie in nicht erhitzten Lebensmitteln vorliegen, sind schlechter verfügbar als etwa durch Hitze, Säuren oder Basen veränderte Proteine. Denn diese Einflüsse zerstören die Struktur der Proteine – in der Fachsprache heißt das „Denaturierung". Dadurch können sie leichter verdaut werden, weil die Verdauungsenzyme sie einfacher als die naturbelassenen Proteine spalten können. Allerdings erhöht Hitze nicht immer die Verfügbarkeit. Durch trockene Hitze wie beim Brotbacken entstehen zum Beispiel Verbindungen zwischen Zuckern und Aminosäuren, die von Verdauungsenzymen nicht zu spalten sind. Daher sind manche Aminosäuren dann weniger verfügbar.
- **Reihenfolge der Aminosäuren im Protein:** In manchen Proteinen sind Aminosäuren in einer bestimmten Sequenz aneinandergereiht, die für Verdauungsenzyme besonders gut oder eher schlecht zugänglich ist. So liegt im Kollagen eine Prolin-Prolin-Sequenz vor, die für Verdauungsenzyme schwer zu knacken ist, während beispielsweise Proteine wie das Molkenprotein, die viel Leucin enthalten, gut verdaulich sind und deren Aminosäuren rasch im Blut ankommen.
- **Hemmstoffe:** Viele pflanzliche Lebensmittel, insbesondere unverarbeitete Sojabohnen und andere Hülsenfrüchte, enthalten Stoffe, die die Verdauungsenzyme im Darm an ihrer Arbeit hindern. Diese En-

zymhemmer, auch Proteaseinhibitoren genannt, sind aber empfindlich gegenüber Hitze. In erhitzten Lebensmitteln sind sie also zerstört, sodass sie die Verdauung der Proteine nicht mehr hemmen.

- **Ballaststoffe:** Auch diese wertvollen Inhaltsstoffe, zum Beispiel aus Vollkorngetreide, können einzelne an der Proteinverdauung beteiligte Enzyme hemmen. Und weil Ballaststoffe den Transport im Darm beschleunigen, bleibt dem Darm weniger Zeit, die Nahrungsproteine zu nutzen.
- **Sekundäre Pflanzenstoffe:** Wie bei den Ballaststoffen handelt es sich bei sekundären Pflanzenstoffen um gesundheitsförderliche Stoffe in pflanzlichen Lebensmitteln, die aber auch negative Aspekte mit sich bringen können. So können zum Beispiel die sogenannten Tannine in Getreide und Hülsenfrüchten die bei der Verdauung freigesetzten Aminosäuren an sich binden, sodass sie schlechter verfügbar sind.

Mais ist ein Paradebeispiel für den Unterschied zwischen Wertigkeit und Verfügbarkeit. Eines der Hauptproteine im Mais, das Zein, ist so robust, dass unsere Verdauungssäfte es nicht spalten können, und auch Kochen allein macht es nicht besser nutzbar. Das erkannten bereits die Inka, deren Hauptgetreide Mais war. Sie entwickelten daher eine besondere Methode: Sie weichten den Mais vor dem Kochen zusammen mit Asche ein, wodurch die Schale aufweichte und er sich besser bearbeiten ließ. Durch dieses Verfahren wurde der Mais schmackhafter und leichter verdaulich, sodass der Körper die Nährstoffe besser nutzen kann.

Im Allgemeinen liegt die Verfügbarkeit der tierischen Proteine aus Fleisch, Fisch und Eiern bei 90 bis 95 Prozent. Bei vielen pflanzlichen Proteinen liegt sie zwischen 75 und 85 Prozent. Manche Pflanzenproteine wie die aus Tofu oder Erdnüssen sind allerdings ähnlich gut verfügbar wie tierische Proteine. Schonendes Erhitzen verbessert die Verfügbarkeit der Proteine aus Lebensmitteln, da es die Struktur der Proteine verändert. Auch andere Verarbeitungsschritte wie das Keimen und Fermentieren verändern die Struktur der Proteine und verbessern somit ihre Verfügbarkeit.

Fermentation verbessert die Proteinqualität

Bei der Fermentation handelt es sich um einen natürlichen Prozess, bei dem Mikroorganismen wie Bakterien, Hefen oder Pilze Lebensmittel gezielt verändern. Dabei entstehen Stoffe, die den Geschmack, die Haltbarkeit und den Nährwert des Lebensmittels verbessern können – bekannt zum Beispiel aus Joghurt, Sauerkraut oder fermentiertem Soja wie Tempeh.

Auch die Proteinqualität lässt sich durch Fermentation verbessern: Die Mikroorganismen produzieren beim Fermentationsprozess im Lebensmittel Säuren wie zum Beispiel Milchsäure. Diese Säuren lockern die Struktur der Proteine auf und machen sie so zugänglicher für Verdauungsenzyme. Die Enzyme der Mikroorganismen können größere Proteine zu Peptiden und freien Aminosäuren spalten. Proteine werden so verdaulicher und die Proteinqualität steigt. Darüber hinaus können die Mikroorganismen auch neue Aminosäuren produzieren und vorhandene Aminosäuren in andere umwandeln. Die Fermentation mit Milchsäurebakterien verbessert beispielsweise bei Ackerbohnen die Zusammensetzung der unentbehrlichen Aminosäuren.

Auch kann die Fermentation allergieauslösende Proteine wie die Prolamine im Getreide oder Proteine aus Hülsenfrüchten verändern, wodurch entsprechende Produkte weniger oder gar nicht mehr allergen sind. Außerdem reduziert Fermentation Stoffe wie Trypsin- und Proteaseinhibitoren, Phytate oder Lektine, die die Aufnahme von Nährstoffen im Körper hemmen können. Fermentation erhöht somit die Verfügbarkeit von Proteinen, aber auch von anderen Nährstoffen wie den Mineralstoffen.

Nicht nur die Proteine zählen

Für eine gesunde Ernährung zählt mehr als nur der Proteingehalt und die Proteinqualität. Wir dürfen nicht vergessen, dass die verschiedenen proteinreichen Lebensmittel jeweils unterschiedliche andere Inhaltsstoffe und gesundheitliche Wirkungen mit sich bringen.

So sind zwar die vom Tier stammenden Lebensmitteln die besten Proteinlieferanten. Auch für manche Mikronährstoffe wie Vitamin B_2, Vitamin B_{12}, Calcium und Jod, die in pflanzlichen Lebensmitteln weniger enthalten sind, sind sie gute Quellen. Dennoch sind nur kleine Mengen von magerem Fleisch wie Geflügel sowie Eier, Milch und Milchprodukte Teil von Ernährungsempfehlungen. Eine Ernährung, die überwiegend aus pflanzlichen Proteinquellen besteht, ist insgesamt gesünder als eine Ernährung mit einem hohen Anteil an tierischen Lebensmitteln. Denn zu einer gesunden Ernährung gehören alle Vitamine, Mineralstoffe und Spurenelemente sowie Ballaststoffe, sekundäre Pflanzenstoffe und gesunde Fette in Form von ungesättigten Fettsäuren. Dabei schneidet eine Ernährung mit überwiegend pflanzlichen Proteinquellen in der Regel besser ab als eine mit viel Tierischem wie Fleisch und Milch. So gibt es Hinweise, dass die Qualität der Ernährung, die Versorgung mit vielen Nährstoffen und die Gesundheit langfristig besser sind, wenn Menschen tierische durch pflanzliche Lebensmittel ersetzen.

DAS MOTTO LAUTET: Setzen Sie auf eine bunte Auswahl mehrheitlich pflanzlicher und weniger tierischer Lebensmittel. Diese liefert Ihnen einen reichhaltigen Mix an lebenswichtigen Nährstoffen. Auch andere gesundheitsfördernde Stoffe decken Sie damit gut ab.

Im Überblick über viele Studien in der westlichen Bevölkerung zeigt sich, dass ein Ernährungsstil mit vorwiegend pflanzlichen Lebensmitteln und wenigen tierischen Lebensmitteln die Gesundheit fördert: Eine gesunde Ernährung besteht aus Gemüse, Obst, Vollkornprodukten, Hülsenfrüchten, ungesalzenen Nüssen und Samen sowie gesunden Ölen, sie enthält Fisch und Meeresfrüchte und mageres Fleisch, aber insgesamt wenig rotes Fleisch (Schwein, Rind, Ziege, Schaf) und Wurst und wenige zuckergesüßte Lebensmittel wie Limonaden und Cola sowie wenig oder keinen Alkohol. Menschen, die sich so ernähren, haben im Schnitt seltener Übergewicht und chronische Krankheiten wie Typ-2-Diabetes, Herz-Kreislauf-Erkrankungen oder bestimmte Krebsarten.

Insbesondere weniger Fleisch zu essen, vor allem rotes Fleisch wie Rind- und Schweinefleisch und verarbeitete Fleischprodukte wie Wurst, ist gut für die eigene Gesundheit. Und es schützt Tiere und schont die Umwelt, wenn weniger Tiere für unseren Konsum gehalten werden müssen.

Kein Fleisch zu essen, ist natürlich auch möglich. Wollen Sie komplett auf tierische Produkte verzichten, also außer Fleisch auch keine Milch und Milchprodukte, keine Eier und keinen Fisch konsumieren, kann Ihnen die Ernährung nicht mehr alle nötigen Nährstoffe liefern und Sie sollten zumindest ein Vitamin-B_{12}-Präparat einnehmen.

Vegan und proteinreich

Welche pflanzlichen Lebensmittel besonders proteinreich sind, wie sich die Proteinqualität gezielt verbessern lässt und warum Linsen mit Spätzle besonders empfehlenswert sind, erfahren Sie in diesem Kapitel. Außerdem: Wie gesund und klimaschonend sind vegane Ersatzprodukte wirklich?

So geht's rein pflanzlich

Die im Kapitel zuvor beschriebenen Unterschiede zwischen pflanzlichen und tierischen Proteinquellen sind Grund dafür, dass vegan lebende Menschen im Vergleich zu Vegetariern oder gar Fleischesserinnen weniger reichlich mit Proteinen versorgt sind – und damit näher an den Empfehlungen liegen.

Es ist also auch bei veganer Ernährung problemlos möglich, den Proteinbedarf zu decken, insbesondere dann, wenn verschiedene Lebensmittel gezielt ausgewählt und kombiniert werden. Dafür braucht man weder Proteinshakes noch Ersatzprodukte und auch kein Studium der Ernährungswissenschaft. Ein wenig Hintergrundwissen kann aber von Nutzen sein. Das ist besonders wichtig für Schwangere, Stillende und Kinder, deren Bedarf erhöht ist.

Proteinquellen für Pflanzenfans

Zu den pflanzlichen Lebensmitteln, die einen hohen Proteingehalt haben, zählen:

- **Hülsenfrüchte,** also zum Beispiel Sojabohnen und andere Bohnen, Linsen, Erbsen, Kichererbsen, Lupinen, Erdnüsse sowie Produkte daraus, etwa Tofu und Tempeh aus Sojabohnen oder Hummus aus Kichererbsen.
- **Getreide,** am besten Vollkorn, zum Beispiel Hafer, Reis, Weizen, Roggen, Dinkel, Gerste und Hirse sowie Produkte daraus wie Haferflocken, Couscous, Brot, Nudeln oder Seitan (Weizeneiweiß).
- **Pseudogetreide,** zum Beispiel Quinoa, Amaranth und Buchweizen.
- **Mandeln und Nüsse** wie Walnüsse, Cashewkerne und Haselnüsse sowie Samen, also Ölsaaten wie Kürbiskerne, Sesam und Hanfsamen.

Auch Algen sind vegane Proteinlieferanten, in der Praxis aber nicht wirklich geeignet, um den Proteinbedarf zu decken. Mehr zu Algen als Proteinquelle lesen Sie in „Proteinquellen aus dem Wasser“ ab Seite 140.

KARTOFFELN ENTHALTEN ZWAR NUR 2 GRAMM Proteine pro 100 Gramm. Dafür ist das Kartoffelprotein das Pflanzenprotein mit dem höchsten Anteil unentbehrlicher Aminosäuren. Dabei sind vor allem die Aminosäuren Isoleucin, Leucin, Valin und Threonin zu nennen. Zwar enthalten Kartoffeln auch Proteaseinhibitoren als Hemmstoffe (siehe Seite 84), aber da diese hitzeempfindlich sind und wir Kartoffeln nicht roh essen, spielt dieser Aspekt keine Rolle.

Bei rein pflanzlicher Ernährung ist die Verdaulichkeit der Proteine zwar häufig schlechter und der Anteil unentbehrlicher Aminosäuren teilweise geringer als bei tierischen. Ersteres hängt aber davon ab, wie man etwas zubereitet, sodass die Verfügbarkeit auch bei pflanzlichen Proteinen hoch sein kann (siehe Seite 84). Zweiteres lässt sich durch geschicktes Mischen von pflanzlichen Proteinquellen ausgleichen. Dabei müssen die Proteine aus verschiedenen pflanzlichen Lebensmitteln nicht unbedingt innerhalb einer Mahlzeit gegessen werden, um sich gut zu ergänzen. Wichtiger ist es, verschiedenste pflanzliche Lebensmittel von Linsen über Vollkornprodukte bis hin zu Nüssen jeden Tag auf dem Speiseplan zu haben.

Das heißt, wer sich abwechslungsreich vegan ernährt und insgesamt nicht zu wenig Kalorien aufnimmt, muss keinen Proteinmangel befürchten. Die zwei Möglichkeiten auf Seite 96 und 97 zeigen beispielhaft, wie es funktionieren kann, die empfohlene Tagesmenge an Proteinen zu erreichen.

Gut kombiniert

Wer vielfältig aus dem Repertoire der pflanzlichen Lebensmittel auswählt und damit kocht, macht es womöglich schon ganz automatisch: das Kombinieren pflanzlicher Proteinquellen, das den geringen Gehalt einzelner unentbehrlicher Aminosäuren in bestimmten pflanzlichen Lebensmitteln gut ausgleichen kann. Dabei können Proteine aus einzelnen Lebensmitteln jeweils eine bestimmte Aminosäure in geringerem Umfang enthalten als andere – und in der Summe können sie sich komplettieren und den Aminosäurenbedarf decken. Das heißt, insgesamt kann die Proteinqualität auch bei veganer Ernährung gut sein.

Besser gemeinsam: So ergänzen sich pflanzliche Proteinquellen

Nicht jedes pflanzliche Lebensmittel liefert alle unentbehrlichen Aminosäuren in ausreichender Menge – aber die richtige Kombination macht's möglich! Die Tabelle zeigt, welche Lebensmittelgruppen sich gut ergänzen und mit welchen vollwertigen Speisen Sie in den Genuss dieser Kombination kommen.

Lebensmittelgruppe und deren limitierende Aminosäuren	Gut kombiniert mit …	Beispiele für Speisen mit einer guten Kombination
Hülsenfrüchte (Bohnen, Linsen, Erbsen, Sojaprodukte) ↓ Methionin und Cystein	• … Getreide • … Nüssen • … Samen	• Linsensuppe mit Brot • Kichererbsen-Curry mit Reis • Hummus (Kichererbsen mit Sesampaste)
Getreide ↓ Lysin (und Isoleucin, Threonin, Leucin und Histidin)	• … Hülsenfrüchten	• Chili sin Carne (Reis mit Kidneybohnen) • Haferflocken mit Sojamilch • Vollkornbrot mit Erdnussmus
Nüsse und Samen (Ölsaaten) ↓ Tryptophan, Threonin, Isoleucin, Lysin, Methionin, Cystein	• … Hülsenfrüchten	• Gebratener Tofu mit Mandelmus • Linsensalat mit Walnüssen
Gemüse und Obst ↓ Methionin, Lysin, Leucin und Threonin (und insgesamt proteinarm)	• … Getreide	• Reis-Gemüse-Pfanne • Gemüsesticks zum belegten Brot

Wie bei der Aminosäure Methionin auf Seite 38 beschrieben, haben die proteinreichen Hülsenfrüchte einen verhältnismäßig niedrigen Gehalt an Methionin, aber einen guten Gehalt an Lysin sowie an Threonin und Tryptophan. Bei den Proteinen aus Getreide ist es genau umgekehrt. Die Kombination von beidem, etwa eine Mahlzeit mit Reis und Bohnen oder ein Vollkornbrot mit Hummus, ist also aus Sicht der Zufuhr von Aminosäuren ebenso gut wie eine Mahlzeit mit Fleisch.

VIELE TRADITIONELLE GERICHTE aus der ganzen Welt kombinieren Getreide mit Hülsenfrüchten. Typisch ist beispielsweise in Südamerika Maisbrei mit Bohnen, in Indien Reis mit dem Linsengericht Dhal, im Nahen Osten Falafel aus Kichererbsen im Fladenbrot aus Weizenmehl und in Schwaben Linsen mit Spätzle. Solche Kombinationen verschiedener pflanzlicher Lebensmittel erhöhen die Proteinqualität des Gerichts und verbessern die Verdauung und die Aufnahme der darin enthaltenen Aminosäuren.

Vegane Ersatzprodukte für Tierisches

Neben den zuvor genannten traditionellen pflanzlichen Proteinquellen wie Hülsenfrüchten, Nüssen und Getreide gibt es in den Supermärkten ein immer größer werdendes Angebot an veganen Alternativen zu tierischen Lebensmitteln: Sojadrink, Kokosjoghurt, Käseimitate, veganes Schnitzel, Gyros und Würstchen sowie Ei- und Honigersatz und veganer Fisch in Stäbchen-, Burger- oder Filetform bis hin zu Lachs, Thunfisch und imitierten Riesengarnelen, um nur eine kleine Auswahl zu nennen. Auch veganer Kaviar ist erhältlich. Die Ersatzprodukte kommen also in vertrauten Formen daher, die es ermöglichen sollen, ohne Einschränkung auf tierische Erzeugnisse zu verzichten.

Die steigende Nachfrage nach solchen Produkten spiegelt den Trend wider, weniger vom Tier und mehr Pflanzliches zu essen. Die Motive der Menschen dafür sind laut Umfragen vor allem der Tierschutz, der Klima- und Umweltschutz sowie die eigene Gesundheit. Dass es für vegane Produkte keine Tierhaltung braucht, liegt als ihr großer Vorteil auf der Hand.

Aber sind die Produkte tatsächlich auch ökologisch und gesundheitlich nachhaltig?

Eine allgemeingültige Antwort darauf kann es kaum geben, führt man sich die große Vielfalt an verschiedenen Ersatzprodukten vor Augen. Wie gesund und ökologisch nachhaltig vegane Ersatzprodukte tatsächlich sind, hängt von den jeweiligen Zutaten und Inhaltsstoffen, dem Herstellungsprozess der Produkte und dem Anbau und der Herkunft der Zutaten sowie dem Transport und der Verpackung ab. Doch viele der den Markt erobernden pflanzlichen Ersatzprodukte sind industriell sehr stark verarbeitete Lebensmittel, deren Qualität für die Ernährung des Menschen zumindest kritisch zu hinterfragen ist.

VEGAN IST NICHT AUTOMATISCH GESUND: Vegane Ersatzprodukte können ein wichtiger Schritt sein, die Massentierhaltung und die Überfischung der Meere einzudämmen. Dass etwas als „pflanzlich", „vegetarisch" oder „vegan" deklariert ist, ist aber nicht automatisch damit gleichzusetzen, dass es sich um ein „gesundes" Produkt handelt.

Faktencheck: Pflanzliche Ersatzprodukte

Schauen wir uns einzelne Aspekte der veganen Ersatzprodukte genauer an: Welche Zutaten werden verwendet? Wie ist der Nährwert einzuschätzen? Und welche Auswirkungen haben diese Produkte auf Klima und Umwelt?

Die Zutaten

Für vegane Ersatzprodukte werden verschiedene Pflanzen beziehungsweise Pflanzenteile genutzt. Nun haben Pflanzen weder ein Filetstück aus Muskeln noch Speck aus Fettgewebe. Um aus Pflanzen, die auf dem Feld wachsen, Produkte herzustellen, die wie Fleisch vom Tier aussehen, riechen, schmecken und sich im Mund so anfühlen und auf dem Grill genauso brutzeln, versucht man, analoge Substanzen etwa für Proteine und Fette in der Pflanzenwelt zu finden. Diese werden extrahiert und mechanisch, chemisch oder biologisch so verändert, dass sie dem Tierischen möglichst nahekommen.

Als Fleisch- und Fischersatzprodukte werden sowohl vegane Erzeugnisse, die auf jegliche vom Tier stammende Zutaten verzichten, als auch vegetarische Varianten, die Milch- und Eibestandteile enthalten, angeboten. Basiszutaten sind neben isoliertem Soja- oder Weizeneiweiß auch Hülsenfrüchte wie Erbse und Lupine, Gemüse oder Pilzprotein und daneben auch Algen, Kartoffeln und Ölsaaten wie Raps oder Sonnenblumenkerne. Zu den weniger verarbeiteten Produkten gehören beispielsweise solche aus Tofu, Seitan oder Tempeh. Die meisten Produkte sind aber hoch verarbeitet und auf Basis von proteinreichen Mehlen, Proteinkonzentraten und Proteinisolaten hergestellt. Als Hauptzutat dominiert jedoch häufig Wasser. Damit die Ersatzprodukte wie Fleisch schmecken und aussehen, kommen noch Fette und Öle sowie Lebensmittelzusatzstoffe wie Aromastoffe, Bindemittel und Farbstoffe hinzu.

Pflanzliche Milchalternativen bestehen im Wesentlichen aus wässrigen Extrakten von Pflanzensamen. Im Handel findet man vor allem Soja-, Hafer-, Reis-, Mandel- und Kokosdrinks oder Mischungen daraus. Die meisten veganen Käsealternativen bestehen hauptsächlich aus Wasser, pflanzlichen Ölen oder Fetten wie Kokosöl sowie Stärke.

Weil die Lebensmittelindustrie in hoch verarbeiteten Produkten wie den pflanzlichen Ersatzprodukten vermehrt Proteinisolate und -konzentrate einsetzt, besitzen viele dieser auf dem Markt befindlichen Produkte ein allergenes Potenzial. Zum Allergierisiko durch Proteine lesen Sie mehr auf Seite 107.

Der Ernährungswert

Die Proteingehalte von veganem Fleischersatz sind sehr variabel, können aber bis zu 30 Prozent betragen. Veganer Fischersatz enthält laut eines Produkttests der Verbraucherzentrale Hessen weniger Proteine als Fisch. Nur Produkte mit der Hauptzutat Weizen- oder Sojaprotein reichen in Sachen Proteingehalt an Fisch heran.

Bezüglich anderer Nährstoffe gibt es sowohl Vor- als auch Nachteile. Bei Fleischersatz sind der oft geringere Kalorien- und Fettgehalt, die bessere Fettqualität und ein höherer Ballaststoffgehalt ein Vorteil zu Fleisch- und Wurstwaren, fehlende Vitamine und Mineralstoffe ein Nachteil. Vegane Fischalternativen liefern meist nicht die wertvollen Nährstoffe des Fisches wie leicht verdauliches Protein, Vitamin A, Vitamin D, Vitamin B_{12} sowie

Vegan und proteinreich: Ein Tagesplan für Erwachsene

So kann ein rein pflanzlicher Tag beispielsweise aussehen: Zum Frühstück Haferflocken mit Sojamilch, mittags eine Linsenbolognese mit Nudeln und abends einen Salat mit Sesam bestreut. Zwischendurch Walnüsse und Mandeln als Snacks. Das bringt insgesamt 57 Gramm Proteine – so viel, wie ein erwachsener Mann essen sollte.

Lebensmittel	Proteingehalt pro Portion	Proteingehalt pro 100 Gramm
Haferflocken	8g (6 Esslöffel)	13g
Sojadrink	7g (200ml)	3,5g
Walnüsse	4g (1 Handvoll)	16g
Linsen, gegart	13,5g (150g)	9g
Nudeln, gegart	15g (250g)	6g
Tomate	1g (100g)	1g
Sesam	2,5g (1 Esslöffel)	21g
Mandeln	6g (1 Handvoll)	24g
Tagesmenge	**57g Proteine**	

Vegan und proteinreich: Ein Tagesplan für Schwangere und Stillende

Schwangere und Stillende brauchen mehr Proteine für sich und das Baby. Das klappt beispielsweise so: Morgens Sojajoghurt mit Leinsamen und Kürbiskernen. Mittags eine Reispfanne mit Kichererbsen, Spinat und Champignons und abends Vollkornbrot mit gebratenem Tofu. Eine Handvoll Erdnüsse als Snack. Darin stecken 71 Gramm Proteine – circa die für Schwangere und Stillende empfohlene Menge.

Lebensmittel	Proteingehalt pro Portion	Proteingehalt pro 100 Gramm
Sojajoghurt	6 g (150 g)	4 g
Leinsamen	2,5 g (1 Esslöffel)	22 g
Kürbiskerne	4 g (1 Esslöffel)	35 g
Vollkornreis, gekocht	5,5 g (200 g)	3 g
Kichererbsen	10,5 g (150 g)	7 g
Spinat	4,5 g (150 g)	3 g
Champignons, gegart	8 g (200 g)	4 g
Erdnüsse	7 g (1 Handvoll)	27 g
Tofu, gegart	16 g (100 g)	16 g
Vollkornbrot	7 g (2 Scheiben)	7 g
Tagesmenge	**71 g Proteine**	

bei fetten Fischen die langkettigen Omega-3-Fettsäuren (Docosahexaen- und Eicosapentaensäure) und bei Seefisch Jod. Wenn diese Nährstoffe nicht extra zugesetzt werden, ist das ein großer Nachteil im Vergleich zum tierischen Produkt.

Auch pflanzliche Milchalternativen sind in ihrem Ernährungswert nicht mit Milch gleichzusetzen. Der Proteingehalt pflanzlicher Milchalternativen ist meist geringer als der von Kuhmilch. Nur Produkte aus Hülsenfrüchten, vor allem aus Soja, sind hinsichtlich Proteingehalt und -qualität oft mit Kuhmilch vergleichbar.

Ein Vorteil pflanzlicher Milchalternativen ist, dass sie gegenüber Kuhmilch weniger gesättigte Fettsäuren, kein Cholesterin und teilweise gesundheitsfördernde Inhaltsstoffe wie Ballaststoffe enthalten . Beim Gehalt an Vitaminen und Mineralstoffen wie Vitamin B_2, Vitamin B_{12}, Calcium und Jod sind pflanzliche Milchalternativen jedoch im Nachteil, wenn sie nicht damit angereichert wurden.

Auch die meisten veganen Käsealternativen sind für die Ernährung nicht so wertvoll wie Käse aus Milch, denn sie enthalten nur sehr wenig Proteine und kaum Calcium. Der Anteil gesättigter Fettsäuren und der Salzgehalt können in manchen Fällen höher sein als bei vergleichbarem Käse.

PFLANZENDRINKS: Soja, Mandel oder Reis sind ein geeigneter Ersatz für Kuhmilch, wenn sie mit Calcium, Jod, Vitamin B_2 und Vitamin B_{12} angereichert sind. Bio-Produkte sind aber grundsätzlich nicht angereichert, da das gesetzlich verboten ist.

Klima- und Umweltschutz

Bei den Auswirkungen auf Klima und Umwelt punkten die veganen Ersatzprodukte im Allgemeinen, ihre negativen Auswirkungen sind geringer. Wenn pflanzliche Ersatzprodukte tatsächlich tierische Erzeugnisse ersetzen – und nicht zusätzlich konsumiert werden –, hat das laut Umweltbundesamt Vorteile, da Pflanzen wie Weizen und Soja direkt der menschlichen Ernährung dienen.

Die pflanzlichen Alternativen verursachen weniger Treibhausgasemissionen, beanspruchen weniger Land und verbrauchen weniger Wasser als die Produktion tierischer Lebensmittel. Auch entfällt der „Kalorienverlust" beim Einsatz von Pflanzen als

Tierfutter, weil die Pflanzen somit direkt der menschlichen Ernährung dienen.

Allerdings schneiden manche Alternativen zu Milch und Milchprodukten wie etwa Mandel- und Reisdrinks beim Wasserverbrauch schlechter ab als Tierisches. Auch der Anbau von Kokospalmen in großflächigen Monokulturen hat negative Auswirkungen auf Umwelt und Klima.

REGIONALE ZUTATEN BEVORZUGEN: Wer auf ökologische Nachhaltigkeit achten möchte, sollte Pflanzendrinks wählen, deren Hauptzutaten wie beispielsweise Hafer oder Soja aus Europa stammen. Besonders gut schneidet Haferdrink ab. Hafer stammt oft aus deutscher Landwirtschaft und braucht relativ wenig Wasser im Vergleich zu Produkten auf Mandel- und Reisbasis. Zum Beispiel kommen verarbeitete Mandeln für Mandeldrinks häufig aus Kalifornien, wo sie in Monokulturen mit hohem Wasserverbrauch wachsen. Deshalb haben sie eine eher schlechte Ökobilanz und zum Teil eine schlechtere Wasserbilanz als Kuhmilch.

Fazit: Es gibt Zielkonflikte

Mehr Pflanzliches und weniger Tierisches zu essen, ist gut fürs Tierwohl, für Klima und Umwelt und für die Gesundheit. Wenn die vegane Ernährung jedoch hauptsächlich aus veganen Ersatzprodukten anstelle von wenig verarbeiteten pflanzlichen Lebensmitteln besteht, kann das auch Nachteile für die Umwelt und für die Qualität der Ernährung und damit für die Gesundheit haben.

Dabei kann es zu Zielkonflikten zwischen Umweltauswirkungen und Ernährungsqualität kommen: Zum Beispiel reduziert ein vollständiger Ersatz von Fleisch und Milch durch vegane Ersatzprodukte zwar die Tierhaltung und Treibhausgasemissionen – und ist somit gut für Umwelt und Klima. Gleichzeitig können dadurch aber ausreichende Mengen wertgebender Inhaltsstoffe tierischer Produkte wie Proteine und manche Vitamine und Mineralstoffe wie Vitamin B_2, Vitamin B_{12} und Calcium fehlen – das ist somit schlecht für die Gesundheit.

Aus ethischer Sicht ist es durchaus fragwürdig, warum man pflanzliche Lebensmittel anbauen, zerlegen und mit großem technologischen Auf-

Die Vorteile pflanzenbasierter Ernährung

Die Herstellung tierischer Lebensmittel verbraucht im Allgemeinen viel mehr Ressourcen als die pflanzlicher Lebensmittel. Eine fleischreiche Ernährung belastet Klima und Umwelt am stärksten. Vegetarische Ernährung ohne Fleisch und vegane Ernährung nur mit Pflanzen bedeuten deutlich geringere Belastungen für Umwelt und Klima. Und weniger Fische zu fangen, kann helfen, das ökologische Gleichgewicht der Meere wiederherzustellen.

Deshalb gilt eine sogenannte pflanzenbasierte Ernährung als zukunftsfähige Lösung für eine nachhaltige Lebensmittelproduktion, die die Ernährung der wachsenden Weltbevölkerung sichern kann. „Pflanzenbasiert" kann, muss aber nicht, fleischfrei oder vegan sein. Allein einfach weniger tierische Lebensmittel zu essen, hilft der Gesundheit – der des Menschen und der unseres Planeten.

Diese Aussage trifft zu, wenn wir von einer pflanzenbasierten Ernährung mit möglichst wenig verarbeiteten pflanzlichen Lebensmitteln ausgehen. Das wachsende Angebot an pflanzlichen Ersatzprodukten steht dem entgegen. Es ist zu erwarten, dass mit zunehmendem Anteil stark verarbeiteter pflanzlicher Ersatzprodukte auf dem Speiseplan von Vegetarierinnen und Veganern die ursprünglichen Vorteile einer pflanzenbasierten Ernährung, die bei traditionellen Lebensmitteln und Verarbeitungs- und Zubereitungsformen zu beobachten sind, langfristig wegfallen.

wand verarbeiten muss, um dann daraus – wieder ebenso aufwendig – ein imitiertes tierisches Lebensmittel zu konstruieren. Das mag nützlich beziehungsweise nachhaltig sein, wenn dabei ansonsten nicht verwendete Nebenprodukte der Industrie genutzt werden können. Ansonsten wäre es nachhaltiger, die angebauten Pflanzen möglichst gering verarbeitet zu essen.

Vegane Ersatzprodukte und bioaktive Peptide

In einem pflanzlichen Burger-Patty lässt sich mit den meisten pflanzlichen Proteinen, wie denen aus Soja und Erbsen, eine gute Proteinqualität, also ein guter Gehalt an unentbehrlichen Aminosäuren, erreichen, insbesondere bei ihrer Kombination. Doch das Meiden tierischer Produkte sowie „ganzer Pflanzen" hat noch andere Konsequenzen für die Proteinversorgung. Denn auch die in Kapitel „Proteine und Aminosäuren verstehen" (ab Seite 7) bereits erwähnten bioaktiven Peptide – wohlproportionierte Bruchstücke von Proteinen – haben eine wesentliche Bedeutung für eine gesundheitsfördernde Ernährung.

Bioaktive Peptide entstehen nicht nur im menschlichen Körper, zum Beispiel während der Verdauung oder durch die Darmbakterien. Sie sind auch in proteinreichen Lebensmitteln enthalten, aus denen der Körper sie aufnehmen kann. In diesen Lebensmitteln sind sie entweder direkt enthalten, zum Beispiel in der Sojabohne oder in Milch, oder sie entstehen bei der Herstellung etwa in fermentierten Lebensmitteln wie Joghurt oder Miso, bei der Rohwurstreifung, Fleischreifung oder Käsereifung. Die Lebensmittel liefern bioaktive Peptide jeweils auf eine für sie eigene Art und Weise.

Die bioaktiven Peptide haben verschiedene Funktionen und können unterschiedliche Wirkungen vermitteln. So schreibt man ihnen zu, dass sie den Blutdruck senken können. Auch können sie Mineralstoffe binden und so dafür sorgen, dass diese besser vom Körper aufgenommen werden. Sie können auch antimikrobiell wirken und vermutlich haben sie noch weitere Wirkungen, etwa auf unser Immunsystem und auch auf Schmerzen – daran wird aber noch geforscht. Je vielfältiger die Ernährung ist, desto vielfältiger sind also auch die bioaktiven Peptide. Längere Peptide, die ausschließlich aus tierischen Proteinen stammen, lassen sich nicht – wie einzelne Aminosäuren oder kürzere Peptide – durch pflanzliche Ersatzprodukte austauschen. So könnte diesbezüglich eine fleischarme oder vegetarische Ernährung, bei der man Eier und Milchprodukte isst, gegenüber einer rein veganen Ernährung mit Ersatzprodukten und Nahrungsergänzungsmitteln von Vorteil sein.

ZUSAMMENFASSENDE STUDIEN ZEIGEN, dass Menschen, die mehr Proteine aus Milch und (fermentierten) Milchprodukten verzehren, eher einen niedrigeren Blutdruck und seltener Bluthochdruck haben als Menschen, die weniger davon konsumieren. Vielleicht sind die bioaktiven Peptide ein Grund für diesen Zusammenhang.

High-Protein-Produkte

In diesem Kapitel erfahren Sie, was hinter dem Trend der High-Protein-Produkte steckt, wie die Auslobung rechtlich geregelt ist, warum viele der Produkte kritisch zu sehen sind – und für wen sie dennoch sinnvoll sein können.

Extra proteinreich und meist überflüssig

Es ist schon erstaunlich. Wir leben in der westlichen Welt seit Jahrzehnten in einem enorm großen, vielfältigen und für viele Menschen ständig verfügbaren Angebot verschiedenster Lebensmittel, mit denen der Proteinbedarf im Schnitt mehr als gedeckt wird. Es besteht definitiv kein Bedarf an noch mehr Proteinen für die Allgemeinheit.

Doch der Trend zu noch mehr Proteinen sorgt dafür, dass unzählige Produkte mit Proteinen angereichert werden und immer neue proteinreiche Lebensmittel hinzukommen. Eiweißbrot, Proteinmüsli, High-Protein-Pudding und Proteineis – ja sogar mit Proteinen angereichertes Wasser gibt es in unseren Lebensmittelgeschäften. Auch bei Fertiggerichten, Nudeln, Chips und Süßigkeiten gibt es sogenannte High-Protein-Produkte.

Dabei loben Hersteller auch an sich proteinreiche Lebensmittel wie Quark als Proteinquelle aus. Als neuere proteinreiche Lebensmittel kamen seit 2015 Skyr (eine Frischkäsezubereitung aus entrahmter und fermentierter Milch), Nudeln aus Hülsenfrüchten wie Linsen und Erbsen sowie Produkte aus Insekten und Algen auf den Markt. Daneben kreieren Hersteller proteinreiche Produkte aus Zutaten mit hohen Proteingehalten, wie zum Beispiel Fertiggerichte, oder durch Zusatz von Proteinkonzentraten wie auch bei den veganen Ersatzprodukten (siehe ab Seite 93).

Um beispielsweise die an sich kohlenhydratreichen Getreideprodukte wie Brot oder Müsli zum proteinreichen Lebensmittel zu machen, werden sie mit Proteinkonzentraten unter anderem aus Weizen, Soja, Lupinen oder Erbsen angereichert. Und selbst ohnehin schon proteinhaltige Lebensmittel wie Milchprodukte werden teils zusätzlich mit Proteinen angereichert, beispielsweise mit Milcheiweiß. Dadurch dürfen die Hersteller die Produkte besonders bewerben, etwa mit einem Label wie „High Protein".

Das darf die Werbung

Mit dem Proteingehalt von Lebensmitteln zu werben, liegt im Trend. Unter welchen Bedingungen das erlaubt ist, ist in der Europäischen Union rechtlich geregelt. Erlaubt sind die folgenden Angaben in Abhängigkeit vom Proteingehalt:

- „High Protein", „Hoher Proteingehalt" und Ähnliches, wenn das Lebensmittel mindestens 20 Prozent des Energiegehalts (Brennwerts) in Form von Proteinen (Eiweiß) enthält.
- „Proteinquelle", „enthält Protein" und Ähnliches, wenn das Lebensmittel mindestens 12 Prozent des Energiegehalts in Form von Proteinen enthält.

Ein Beispiel für eine solche Auszeichnung: Eine Eiscreme mit der Angabe „High Protein" hat pro 100 Gramm einen Energiegehalt von 160 Kilokalorien (kcal) und einen Proteingehalt von 10 Gramm. 1 Gramm Protein liefert 4 kcal. Das heißt, der Proteinanteil (40 kcal) macht 25 Prozent des Energiegehalts aus. Die Auslobung „High Protein" ist also erlaubt.

Wenn bei einem Lebensmittel mindestens 12 Prozent des Energiegehalts aus Proteinen stammen, dürfen Anbietende es auch mit gesundheitsbezogenen Angaben, sogenannten „Health Claims", bewerben. Sie lauten:

- „Proteine tragen zu einer Zunahme an Muskelmasse bei"
- „Proteine tragen zur Erhaltung von Muskelmasse bei"
- „Proteine tragen zur Erhaltung normaler Knochen bei"

Das Marketing der Hersteller richtet sich an die breite Masse gesundheitsbewusster, alltagsaktiver Erwachsener. Proteinprodukte werden als Lifestyle-Produkte für die Allgemeinheit vermarktet. Nützlich sind sie unter Umständen jedoch nur für einen kleinen Teil der Menschen.

Falsch-positives Image

Mit „Protein" gekennzeichnete Produkte erwecken leicht den Eindruck, besonders „gesund" zu sein. Doch das ist ein Trugschluss. Bei vielen der extra mit „Protein" beworbenen Produkte handelt es sich um hoch verarbeitete Lebensmittel. Das heißt, es sind Produkte, die in aufwendigen technologischen Prozessen aus zahlreichen industriell verarbeiteten Zutaten zusammengesetzt sind. Verlockend verpackt und intensiv vermarktet sind sie für die Hersteller hochprofitabel, und für die Verbraucherinnen und Verbraucher attraktiv, weil schmackhaft und bequem, da meist verzehrfertig und lange haltbar. Das Problem: hoch Verarbeitetes verdrängt mehr und mehr frisch Zubereitetes und gering verarbeitete Lebensmittel von unseren Tellern. Das kann der Gesundheit der Menschen und unseres Planeten schaden.

Verschiedene Untersuchungen zeigen, dass solche Proteinprodukte bezüglich Nährstoffgehalten, Zusatzstoffen und Allergien (siehe Seite 109) schlechter zu bewerten sein können als vergleichbare herkömmliche Produkte. Auch die Tatsache, dass Hersteller unter Umständen mit den genannten Health Claims werben dürfen, bedeutet leider nicht, dass das entsprechende Produkt einen sinnvollen Beitrag zur Ernährung leistet. Erwartungen wie Muskelaufbau oder dauerhafte Gewichtsabnahme allein durch mehr Proteine bei sonst unverändertem Verhalten in Sachen Ernährung und Bewegung bleiben unerfüllt.

Durch das Protein-Label kann also ein falsch-positives Image entstehen. Außerdem sind mit „Protein“ beworbene Produkte teurer als herkömmliche proteinreiche Lebensmittel. Dabei ist das Mehr an Protein einfach überflüssig.

Für eine gesundheitsfördernde, nachhaltige Ernährung gibt es Proteine in Form weitgehend naturbelassener oder wenig verarbeiteter Lebensmittel, mit denen man sich abwechslungsreich ernähren kann. Als Snack anstelle eines Proteinriegels „ganze“ Lebensmittel wie Nüsse zu essen, bringt außer Proteinen gleich noch andere wertvolle Nährstoffe wie Vitamine, Mineralstoffe und Spurenelemente, Ballaststoffe und sekundäre Pflanzenstoffe mit sich.

VORSICHT BEI PROTEIN-LABELN auf Süßigkeiten, Chips und Co: Eine Extraportion Protein macht Ungesundes nicht gesünder!

Aber: Einzelne der Trendprodukte können durchaus sinnvolle zusätzliche Alternativen für Menschen mit bestimmten gesundheitlichen Problemen sein. Zum Beispiel Nudeln oder Mehl aus Hülsenfrüchten für Menschen mit Zöliakie (Glutenunverträglichkeit) oder aus Algen für vegan Lebende. Auch für ältere Menschen, die vielleicht keinen großen Hunger haben, bieten High-Protein-Produkte eine gute Gelegenheit, den Proteinbedarf mit kleinerer Essmenge zu decken.

Ein Risiko für Menschen mit Allergien

Der Deutsche Allergie- und Asthmabund (DAAB) weist darauf hin, dass High-Protein-Produkte speziell für Allergikerinnen und Allergiker gefährlich werden können. Grund dafür sind die häufig enthaltenen Proteinkonzentrate aus Soja, Lupinen und Erbsen. Denn die Proteine aus diesen Pflanzen können Allergien auslösen. Auch in pflanzlichen Ersatzprodukten setzt die Lebensmittelindustrie vermehrt Proteinisolate und -konzentrate ein, sodass viele der hoch verarbeiteten Produkte ein allergenes Potenzial besitzen. Laut der Deutschen Gesellschaft für Allergologie und klinische Immunologie (DGAKI) birgt der Trend zu einer dauerhaften veganen Ernährung und zu veganen Ersatzprodukten daher ein hohes Allergierisiko.

Hinter den allergischen Reaktionen steckt meist keine neue Allergie, sondern eine sogenannte Kreuzreaktion bei pollenassoziierter Nahrungsmittelallergie. Die Allergene mancher Pollen und Lebensmittel ähneln sich so stark, dass das Immunsystem mancher Menschen sie nicht unterscheiden kann. Das kann beispielsweise bei Birkenpollen und Apfel der Fall sein, aber auch bei Birkenpollen und Erbsen. Symptome können Kribbeln am Gaumen, verengte Atemwege, geschwollene Lippen und Schnupfen sein. Isolierte Allergien auf Soja, Lupine oder Erbse, also ohne eine Pollenallergie, können aber ebenfalls auftreten.

Grundsätzlich kann jedes proteinhaltige Lebensmittel eine Lebensmittelallergie auslösen. Neben bestimmten Obst-, Gemüse- und Nussarten, die vor allem von Menschen mit Pollenallergie nicht vertragen werden, sind Erdnüsse, Soja und andere Hülsenfrüchte, Weizen, Sesamsaat, Kuhmilch, Hühnerei, Fisch sowie Schalen- und Krustentiere Auslöser von Lebensmittelallergien. Aber gerade pflanzliche Lebensmittel stellen laut DGAKI mit steigendem Lebensalter die häufigsten Allergieauslöser dar – und zwar ausgerechnet Hülsenfrüchte und Nüsse, die bei veganer Ernährung wichtig für die Proteinversorgung sind. Während die von einer Allergie Betroffenen Hülsenfrüchte und Nüsse in ihrer ursprünglichen Form meist gut einordnen und meiden könnten, sei der schnell wachsende Markt veganer Ersatzprodukte eine Herausforderung.

Ein besonderes Problem bei dieser Sache: Bisher müssen von den Hülsenfrüchten nur Soja, Erdnuss und Lupine als Allergene gekennzeichnet werden, wenn ein Produkt sie als Zutat enthält. Die Erbse beziehungsweise das Erbsenprotein – aktuell ein sehr beliebter Rohstoff für vegane Ersatzprodukte – gehört nicht zu den 14 deklarationspflichtigen Allergieauslösern. Damit sind die Produkte für Allergiebetroffene besonders schwierig einzuschätzen.

Eine weitere Falle für Betroffene sind sozusagen „versteckt“ enthaltene Allergene, die sich unbeabsichtigt während der Produktion einschleichen. Auch dieses Risiko wird durch den weit verbreiteten Einsatz der Hülsenfrucht in der Lebensmittelindustrie erhöht. Wer dieses Risiko vermeiden möchte, sollte möglichst ganze, naturbelassene Lebensmittel wählen.

Von der Kapsel bis zum Pulver

Proteinpulver, Kollagen und Co – brauchen wir solche Nahrungsergänzungsmittel wirklich? Zwischen Lifestyle-Trend, Fitness-Mythos und Influencer-Marketing geht dieses Kapitel den wissenschaftlichen Fakten nach. Was steckt tatsächlich hinter den gängigen Werbeversprechen?

Nahrungsergänzungsmittel im Check

Um den Bedarf an Proteinen mengenmäßig zu decken, benötigen die meisten Menschen keine Extradosis in Form von Pulver, Proteinshakes oder Pillen. Aber brauchen wir vielleicht Nahrungsergänzungsmittel, um ganz spezielle Proteine und Aminosäuren aufzunehmen?

Die Werbung für Produkte mit Proteinen oder Aminosäuren und so manche Influencerinnen und Influencer vermitteln den Eindruck, dass es aus verschiedenen Gründen vorteilhaft ist, bestimmte Proteine oder einzelne Aminosäuren gezielt in größeren Mengen zu konsumieren. Entsprechende Produkte gibt es mittlerweile im Sortiment von Drogerie- und Supermärkten sowie Apotheken. Der Onlinehandel mit Nahrungsergänzungsmitteln hat in den letzten Jahren besonders stark zugenommen. Auch in Fitnessstudios und in speziellen Supplementläden werden sie angeboten.

Viele Menschen nutzen Nahrungsergänzungsmittel unter anderem zur Steigerung der Fitness. Dafür bevorzugen die meisten Proteinpulver: 65 Prozent der Befragten in Deutschland gaben laut einer Umfrage im Jahr 2024 an, Proteinpulver als Fitnessprodukt im Bereich Nahrungsergänzung vorzuziehen. Möglicherweise haben manche Menschen wegen einer unausgewogenen Ernährung ebenfalls ein „schlechtes Gewissen", sodass der Konsum von Nahrungsergänzungsmitteln auch eine Alibifunktion erfüllt und die entsprechenden Botschaften auf fruchtbaren Boden fallen.

Proteinpulver

Die Klassiker unter den proteinhaltigen Nahrungsergänzungsmitteln sind Proteinpulver in der Kraftsport- und Bodybuildingszene. Mittlerweile sind Proteinpulver aber auch als Lifestyle-Produkte etwa zum Abnehmen oder als gesunde Mahlzeitenalternative allgegenwärtig und selbst in Drogerien und Supermärkten erhältlich. Während sich Letztere eher an ein weibliches Publikum richten, sollen Aufmachung und Werbung für die Sportprodukte wohl eher Männer ansprechen. Vom Sonderangebot im Discounter bis zur Werbung durch Influencerinnen und Influencer – es gibt aktuell kaum eine Möglichkeit, dem Proteinpulver zu entkommen.

OBACHT! INFLUENCER-MARKETING führt häufig zu Fehlinformationen – gerade bei Gesundheitsthemen. Die Lebensmittelüberwachungsbehörde in Stuttgart untersuchte im Jahr 2021 gesundheitsbezogene Aussagen von Influencern zu Nahrungsergänzungsmitteln: Neun von zehn Aussagen waren nicht rechtmäßig.

Was Proteine beim Abnehmen und im Sport tatsächlich leisten können, lesen Sie im Kapitel „Proteine nutzen" ab Seite 143. Eines vorweg: Proteinpulver und Co helfen dabei meist nicht und ein Effekt wird nicht allein durch zusätzliche Proteinprodukte erzielt. Mit Ausnahme von einigen Situationen im Leistungssport und bei alten Menschen sind Nahrungsergänzungen mit Proteinen überflüssig. Viele Freizeitsporttreibende überschätzen ihren Proteinbedarf und die Notwendigkeit der Nahrungsergänzung (siehe Seite 167). Wissenschaftlicher Konsens ist, dass eine Mischung verschiedener proteinhaltiger Lebensmittel auf dem Speiseplan die beste Wahl ist, das gilt auch für Sporttreibende.

Wer sich für Proteinpulver interessiert, findet Präparate mit unterschiedlichen Proteinen. Die Zutatenliste gibt Auskunft darüber, welche es sind und was sonst noch drinsteckt, wie etwa Verdickungsmittel, Süßungsmittel und Aromastoffe.

Molkenprotein oder Whey-Protein

Das Protein aus der Molke, die im Englischen „whey" heißt, ist beispielsweise Bestandteil vieler Proteinpulver für den Sport. Als solches wird aus einer ursprünglich sehr preiswerten Zutat ein für Konsumierende hochpreisiges Produkt.

Molke entsteht aus Milch bei der Käseproduktion. Neben viel Wasser und etwas Milchzucker, Mineralstoffen und freien Aminosäuren enthält sie das Molkenprotein, auch Whey-Protein genannt. Wegen des hohen

Wassergehalts in der Molke wird das Molkenprotein herausfiltriert und so konzentriert.

Bei Molkenprotein wird zwischen Konzentrat, Isolat und Hydrolysat unterschieden. Konzentrat entsteht aus Ultrafiltration, Isolat durch einen weiteren Filtrationsprozess, und im teureren Hydrolysat ist der Proteingehalt am höchsten und das Molkenprotein bereits gespalten. Es ist sozusagen „vorverdaut", sodass der Körper es schneller (aber nicht umfangreicher) aufnehmen kann. Ein „vorverdautes" Protein ist jedoch für gesunde Menschen unnötig. Je stärker das Molkenprotein aufgespalten ist, desto bitterer schmeckt es. Um den Geschmack zu verbessern, kommen oft Süßstoffe und Aromen hinzu.

Molkenprotein ist ein hochwertiges Protein inklusive der Aminosäure Leucin, sodass es sich gut für den Muskelaufbau eignet. So könnten für ältere Menschen zum Beispiel Shakes aus Molkenproteinpulver sinnvoll sein, wenn sie wegen Kau- oder Schluckproblemen, vermindertem Hungergefühl, einseitiger Essgewohnheiten oder Verdauungsproblemen zu wenig essen (siehe „Proteine im Alter" ab Seite 173).

Für Menschen, die allergisch auf Milchbestandteile reagieren, ist Molkenprotein nicht geeignet, und bei Laktoseintoleranz sollte man ebenfalls vorsichtig sein.

DIE BEZEICHNUNG WHEY-PROTEIN, unter der Molkenprotein für Sporttreibende gerne verkauft wird, ist rechtlich nicht geregelt. Daher können auch weitere, preiswertere pflanzliche Proteinkonzentrate enthalten sein. Achten Sie deshalb genau auf das Zutatenverzeichnis – und wenn es das beim Onlineshopping nicht gibt, sehen Sie am besten vom Kauf ab.

Von Angaben wie „made in Germany" oder einer Deutschlandflagge sollten Sie sich nicht blenden lassen: Die Verbraucherzentrale Nordrhein-Westfalen hat sich 2024 29 Whey-Protein-Produkte genauer angeschaut, die auf der Internetseite oder der Verpackung per Flagge, mit „made in Germany" oder „Ursprungsland Deutschland" werben. Fazit: Angaben wie „made in Germany" bedeuten nicht automatisch, dass die Zutaten aus Deutschland kommen. Herkunftsangaben etwa zum Molkenprotein fehlen meist, sodass es trotz Angaben zum Herstellungsort Deutschland sein kann, dass die Hauptzutat weit gereist und woanders preisgünstig produziert wurde.

BEI EINER ANALYSE von in Europa erhältlichen Nahrungsergänzungsmitteln mit Molkenprotein betrug der Proteingehalt im Durchschnitt 71 Prozent – allerdings gab es bei den einzelnen Produkten signifikante Unterschiede zwischen dem angegebenen und dem tatsächlichen Proteingehalt. Auch wurden bedenklich hohe Gehalte an Spurenelementen wie Chrom und Molybdän nachgewiesen.

Die Europäische Lebensmittelsicherheitsbehörde EFSA prüfte zahlreiche gesundheitsbezogene Aussagen hinsichtlich Zunahme und Erhalt von Muskelmasse oder schnellerer Erholung von Muskelermüdung nach dem Sport, die Herstellende von Molkenproteinprodukten beantragt hatten. Die Aussagen zu Molkenprotein hielten der wissenschaftlichen Prüfung aber nicht stand, sodass sie in der Europäischen Union nicht zugelassen sind. Für Proteine allgemein sind die bereits erwähnten gesundheitsbezogenen Werbeaussagen zur Erhaltung von Muskelmasse, zur Zunahme an Muskelmasse und zur Erhaltung normaler Knochen erlaubt.

Casein

Casein ist neben Molkenprotein das Hauptprotein in der Milch: Es macht ungefähr 80 Prozent des Gesamtproteingehalts der Milch aus, das Molkenprotein 20 Prozent. Casein gelangt bei der Milchverarbeitung nicht in die Molke, sondern bleibt in dem fetthaltigen Teil der Milch, der zu Käse und Quark weiterverarbeitet wird.

Im Vergleich zu Molkenprotein verdauen wir Casein sehr langsam. Daher bietet es eine über mehrere Stunden anhaltende Versorgung mit Aminosäuren. Das machen sich Leistungssporttreibende zunutze, indem sie langsam verdauliches Casein vor dem Schlafengehen zu sich nehmen – das soll den nächtlichen Proteinabbau begrenzen. Daher ist Casein auch bekannt als „Gute-Nacht-Protein". Direkt vor einem Training ist das langsam verdauliche Protein nicht zu empfehlen.

Proteinmischung oder Mehrkomponentenprotein

Viele Proteinpulver und andere Proteinprodukte enthalten auch Proteinmischungen. Das können etwa Mischungen aus tierischem Molkenprotein, Casein und Hühnereiprotein sein oder Mischungen auf Basis von pflanzlichem Soja-, Weizen- und Erbsenprotein, die gegebenenfalls geringe Beimengungen der tierischen Proteine enthalten.

Veganes Protein

Für vegane Proteinpulver werden die Proteine aus Pflanzen wie Soja, Erbsen, Weizen, Reis, Sonnenblumenkernen oder Hanf extrahiert. Insbesondere Produkte aus Sojaprotein sind eine gute Alternative zu Molkenprotein, auch wenn der Gehalt an unentbehrlichen Aminosäuren geringer ist. Sojaprotein gibt es als Konzentrat und Isolat. Um die Proteinqualität aufzuwerten, wird manchen Produkten auf Sojaproteinbasis Leucin zugesetzt.

Achten Sie bei Pflanzenproteinpulver darauf, dass das Produkt auf Schwermetalle getestet wurde. Außerdem gibt es vegane Proteinpulver, die aus freien Aminosäuren als Zutaten bestehen. Sie können eine einzelne Aminosäure oder eine Mischung aus mehreren Aminosäuren enthalten.

L-Carnitin – ein Fettverbrenner?

L-Carnitin ist eine aus den Aminosäuren Methionin und Lysin aufgebaute Verbindung, die unser Körper seinem Bedarf angepasst selbst herstellt. Gleichzeitig liefert die Ernährung L-Carnitin über tierische Lebensmittel wie Fleisch und Milchprodukte, aber auch über Pilze. Allerdings nutzt der Körper selbst bei hohen Zufuhrmengen nur einen kleinen Teil des mit Lebensmitteln aufgenommenen L-Carnitins – der Rest landet mit dem Urin im Abwasser.

Dennoch wird L-Carnitin als Nahrungsergänzungsmittel in Form von Kapseln, Kautabletten, Pulver oder flüssig in Ampullen verkauft. Oft ist es in Kombination mit Nährstoffen wie Magnesium, Vitaminen und Omega-3-Fettsäuren sowie als Zusatz in Proteinshakes und Kohlenhydratgelen zu finden. Es gibt auch veganes Carnitin, das von Bakterien, Hefen und Pilzen stammen könnte, aber dessen Herkunft meist unklar ist.

Im menschlichen Körper befinden sich 95 Prozent des Carnitins in der Skelett- und Herzmuskulatur. Die Zellen benötigen Carnitin, um in den

Mitochondrien, ihren Kraftwerken, aus Fettsäuren Energie zu gewinnen. Das Carnitin hilft dabei und kann wiederverwertet werden. Das ist vor allem im Ausdauersport von Bedeutung. Ob aber eine Extradosis L-Carnitin die Leistung im Sport steigern kann, ist unklar (siehe auch „Proteine im Sport“ ab Seite 154).

CARNITIN KANN IN ZWEI FORMEN VORKOMMEN: als biologisch aktives L-Carnitin und als inaktives D-Carnitin. D-Carnitin kann schädliche Wirkungen haben, da es das körpereigene aktive L-Carnitin behindert. Das wiederum kann den Energie- und Fettstoffwechsel beeinträchtigen und die Herz- und Muskelfunktion stören.

Bekannt wurde Carnitin vor allem als „Fatburner“: Eine Extradosis soll helfen, schnell Fett zu verbrennen und daher Gewicht abzunehmen– und das ganz ohne Sport und veränderte Ernährungsweise. Der Haken an der Sache: Studien zeigten, dass zusätzlich eingenommenes L-Carnitin unter normalen Bedingungen nicht vermehrt in den Muskelzellen ankommt. Die Fettverbrennung wird nicht beschleunigt und der Fettanteil des Körpers verändert sich nicht. Der Begriff „Fatburner“ hat sich also nicht bewahrheitet und ist inzwischen per Gerichtsurteil verboten.

Die Europäische Behörde für Lebensmittelsicherheit hat verschiedene von Anbietern beantragte gesundheitsbezogene Aussagen zu L-Carnitin geprüft, unter anderem zur Förderung des Energiestoffwechsels, zum Beitrag zu normaler Hirnfunktion oder normalem Fettstoffwechsel oder zur Erholung von Muskelermüdung nach dem Sport. Keine Aussage hielt der wissenschaftlichen Prüfung stand, sodass Anbietende nicht mit entsprechenden Aussagen werben dürfen.

Hingegen sind Nebenwirkungen möglich, wie die Verbraucherzentrale informiert:

- Bei größeren Carnitinmengen ab etwa 4 Gramm pro Tag oder 1 Gramm pro Einzeldosis kann es zu Magen-Darm-Beschwerden wie Durchfall kommen.
- Beim Konsum großer Mengen Carnitin kann es zu fischigem Mund- und Körpergeruch kommen, den Betroffene selbst oft nicht wahrnehmen.

- Carnitin am Abend einzunehmen, kann zu Einschlafproblemen führen.
- Carnitin-produkte könnten – wie auch zu viel rotes Fleisch – das Wachstum von bestimmten Darmbakterien fördern, die einen Stoff namens Trimethylaminoxid, kurz TMAO, bilden. TMAO fördert die Bildung von Ablagerungen in den Blutgefäßen und erhöht damit das Risiko für Herzerkrankungen.

EIN CARNITINMANGEL IST NICHT BEKANNT, weder in der Allgemeinbevölkerung noch bei Sporttreibenden oder vegan Lebenden. Eine Extraportion Carnitin erhöht weder den Gehalt in Muskelzellen noch kurbelt sie die Fettverbrennung an.

Kollagen – Schönheit von innen?

Die Haut von innen pflegen? Falten glätten und Haut straffen? Schönheit aus der Dose? Schaut man sich das immer größer werdende Angebot an Kollagenprodukten in Drogerien, Supermärkten und Onlineshops an, meint man, da müsste was dran sein. Doch was ist und was kann Kollagen (aus Nahrungsergänzungsmitteln) eigentlich?

Kollagen ist ein Protein, das unserem Bindegewebe seine Struktur gibt: Im menschlichen Körper steckt es in Muskeln, Sehnen, Bändern, Knochen, Knorpeln und anderen Geweben, auch der Haut. Kollagen besteht überwiegend aus den entbehrlichen Aminosäuren Glycin, Prolin und Hydroxyprolin sowie kleineren Mengen der unentbehrlichen Aminosäure Leucin. Unser Körper kann Kollagen aus diesen Aminosäuren selbst herstellen, wofür er auch Vitamin C braucht. Das heißt, wir sind nicht auf die Kollagenzufuhr von außen angewiesen.

Von unseren Lebensmitteln enthalten nur die tierischen Produkte Kollagen, vor allem steckt es in sehnigen Fleischteilen und Haut. In verarbeiteten Lebensmitteln kommt Kollagen aus Haut und Knochen von Schweinen und Rindern, aber auch aus Geflügel und Fischresten vor. Als Gelatine ist es ein Geliermittel in der Lebensmittelherstellung, und es wird immer häufiger als Nahrungsergänzungsmittel angeboten, häufig in Form von Trinkampullen oder Pulver. In Nahrungsergänzungsmitteln ist in der Regel wasserlösliches Kollagenhydrolysat enthalten, das aus Schlachtabfällen von Schweinen und Rindern gewonnen wird, oft aufgepeppt mit Fruchtaromen und Süßungsmitteln.

Auch wenn Sie den Begriff vielleicht schon mal gehört haben: „Veganes Kollagen", „pflanzliches Kollagen" oder „Phytokollagen" gibt es nicht. Diese Bezeichnungen sind irreführend, da Pflanzen kein Kollagen enthalten. Entsprechend bezeichnete Produkte enthalten meist eine Mischung der Aminosäuren Glycin, Prolin, Hydroxyprolin und Lysin, manchmal auch Peptide, die aus pflanzlichen Rohstoffen stammen. Es wird auch „vegetarisches Kollagen" aus Eierschalenmembranen beworben, das ebenfalls nicht vegan ist.

Zurück zu unserem Körper: Als Teil des ganz natürlichen Alterungsprozesses des Menschen werden die Kollagenstrukturen in den tieferen Hautschichten schwächer, das Kollagen kann weniger Wasser binden und die Fähigkeit des Körpers zum Aufbau von Kollagen nimmt ab. Alles wird schlaffer und rutscht nach unten.

Hier setzt die Werbung für die kollagenhaltigen Nahrungsergänzungsmittel an und verspricht, dass eine Kollageneinnahme die Haut von innen pflegen und dadurch Alterserscheinungen entgegenwirken kann: Anti-Aging-Effekt, weniger sichtbare Falten, elastische Haut, schönerer Teint und auch geschmeidige Gelenke sind nur einige der wohlklingenden Versprechen. Dabei richten sich manche Anbieter stark an Frauen in den Wechseljahren. Nachweis der Wirksamkeit: Fehlanzeige.

Im Jahr 2022 hat Stiftung Warentest 15 Nahrungsergänzungsmittel mit Kollagen zum Trinken untersucht, die positive Wirkungen auf das Aussehen versprechen. Fazit: Die vermeintlichen Schönheitsdrinks sind teuer und überflüssig. Wissenschaftliche Beweise für einen sichtbaren Effekt des Konsums fehlen. Und das, obwohl Preise von bis zu 120 Euro pro Monat oder eine Pharmazentralnummer (PZN) bei in Apotheken verkauften Produkten etwas anderes suggerieren.

Auch die Europäische Behörde für Lebensmittelsicherheit hat sich die wissenschaftliche Datenlage zu Kollagen in Lebensmitteln angeschaut. Infolgedessen sind in der Europäischen Union gesundheitsbezogene Angaben hinsichtlich einer verbesserten

Hautstruktur und Gelenkgesundheit durch Kollagen in Lebensmitteln inklusive Nahrungsergänzungsmitteln verboten – es fehlen die Beweise. Mit entsprechenden Aussagen dürfen Anbietende daher nicht werben. Um das zu umgehen, setzen Hersteller den kollagenhaltigen Nahrungsergänzungsmitteln meist Nährstoffe wie bestimmte Vitamine und Mineralstoffe zu, für die solche Aussagen zugelassen sind, weil sie nachweislich Funktionen in der Haut erfüllen. So ist zum Beispiel die Aussage „Biotin trägt zur Erhaltung normaler Haut bei" erlaubt. Allerdings bedeutet das wiederum nicht, dass der Konsum des Produkts für die Funktion der Haut notwendig ist (Nährstoffe aus einer bunten Lebensmittelauswahl reichen aus) oder tatsächlich das Aussehen der Haut verbessert.

Wer sich abwechslungsreich ernährt, nimmt ausreichend Proteine und damit auch alle wichtigen Aminosäuren auf, die der Körper neben Vitamin C und anderen Mikronährstoffen braucht, um Kollagen selbst herzustellen und den Stoffwechsel der Haut damit zu unterstützen. Ausreichendes Trinken von Wasser tut der Haut auch gut, ebenso wie Hautpflege, Sonnenschutz und nicht zu rauchen.

KOLLAGEN IST EIN TIERISCHES PROTEIN. Pflanzliches Kollagen gibt es nicht. Kollagen aus Lebensmitteln, also auch aus Nahrungsergänzungsmitteln, wird bei der Verdauung im Darm in seine Einzelbestandteile zerlegt, überwiegend in die entbehrlichen Aminosäuren Glycin, Prolin und Hydroxyprolin. Kollagen gelangt nicht als Ganzes in Haut oder Knorpel und es ist auch eher unwahrscheinlich, dass sich die Aminosäuren dort wieder eins zu eins zu Kollagen verbinden. Es gibt keine Beweise dafür, dass kollagenhaltige Nahrungsergänzungsmittel die natürlichen Alterungsprozesse ausbremsen.

Kreatin – Allrounder für Kraft und Ausdauer?

Das Muskelprotein Kreatin trägt dazu bei, bei kurzzeitiger Belastung sofort Energie zu gewinnen. Genauer gesagt ist es das Kreatinphosphat, das in den Muskelzellen steckt.

Da unser Körper Kreatin aus den Aminosäuren Glycin, Arginin und Methionin selbst herstellen kann, sind wir nicht auf die Zufuhr dieses Proteins angewiesen. Nichtsdestotrotz liefern vor allem Fleisch und Fisch Kreatin. Daher haben Fleisch- und Fischessende etwas höhere Kreatinspeicher als Menschen, die darauf verzichten. Aber auch Letztere haben keinen Mangel, da der Körper, wie bereits erwähnt, selbst Kreatin herstellt. Eine zusätzliche Zufuhr über Lebensmittel beziehungsweise Pulver oder Kapseln ist daher im Allgemeinen nicht notwendig.

Im Falle des Kreatins scheint eine zusätzliche Aufnahme aber die sportliche Leistungsfähigkeit zu beeinflussen: Die Anreicherung von Kreatin im Muskel verzögert bei kurzzeitigen und intensiven Belastungen wie etwa einem 100-Meter-Lauf oder dem Gewichtheben die Ermüdung der Muskeln, sodass intensiveres Training möglich ist. Die Wirkung tritt aber nicht automatisch bei allen ein, sondern sie hängt unter anderem von der Sportart, vom Alter, dem Trainingszustand und der Dosis ab. Unklar ist zum Beispiel, ob Kreatin auch im Ausdauersport hilfreich ist. Daher sind für Kreatin die folgenden beiden Health Claims zugelassen, mit denen Anbieter entsprechender Produkte unter bestimmten Bedingungen werben dürfen:

- „Kreatin erhöht die körperliche Leistung bei Schnellkrafttraining im Rahmen kurzzeitiger intensiver körperlicher Betätigung." Das Produkt muss 3 Gramm Kreatin pro Tagesdosis liefern und es muss klargestellt werden, dass es nur für Erwachsene mit intensiver körperlicher Betätigung bestimmt und wirksam ist.
- „Die tägliche Einnahme von Kreatin kann die Wirkung von Krafttraining auf die Muskelkraft von Erwachsenen über 55 Jahre steigern." Das Produkt muss 3 Gramm Kreatin pro Tagesdosis liefern. Die Angabe gilt nur für über 55-Jährige, die regelmäßig mindestens dreimal pro Woche Krafttraining mit einer ausreichenden und sich steigernden Intensität über mehrere Wochen betreiben.

Das heißt, Kreatin kann die Wirkung von Krafttraining unterstützen. Das heißt auch: Ohne Training bringt eine Extradosis Kreatin keinen Kraftzuwachs. Und wer sehr gut trainiert ist, der profitiert wahrscheinlich weniger von der Wirkung. Hingegen könnten Sporttreibende, die vegetarisch oder vegan essen, von einer zusätzlichen Kreatinzufuhr in Sachen Muskelkraft möglicherweise stärker profitieren, da bei ihnen der Kreatingehalt stärker ansteigt. Und dann kann es auch Menschen geben, die trotz intensiven Krafttrainings plus Kreatin keine Muskelprotze werden, weil sie von ihren Genen her einfach nicht darauf ansprechen. Nahrungsergänzungsmittel enthalten Kreatin meist in Form von Kreatinmonohydrat. Die leistungssteigernde Wirkung ist nur für diese Substanz nachgewiesen.

KREATIN IN EINER DOSIS VON 3 GRAMM (3,41 g Kreatinmonohydrat) täglich über mehrere Wochen kann die Wirkung von intensivem Krafttraining auf Muskelaufbau und -kraft steigern. Die Einnahme in dieser Menge gilt für Menschen mit gesunden Nieren als sicher. Das heißt allerdings nicht, dass die Einnahme für alle Sporttreibenden von Vorteil ist und dass es nie zu unerwünschten Wirkungen kommen kann.

Durch Kreatin lagern die Muskelzellen mehr Wasser ein und das Körpergewicht steigt. Das kann bei manchen Sportarten wie dem Laufen unerwünscht sein. Durch die Wassereinlagerung kann es zu vermehrten Krämpfen kommen und der erhöhte Druck in den Zellen kann das Verletzungsrisiko erhöhen. Wenn Sie an den Nieren erkrankt sind oder bei Ihnen Diabetes oder Bluthochdruck als Risikofaktoren für Nierenkrankheiten bestehen, sollten Sie vor einer Nahrungsergänzung mit Kreatin ärztliche Rücksprache halten.

Auch eine unsachgemäße Einnahme kann zu Nebenwirkungen und Leistungseinbußen führen: Wenn die Kreatindosis sehr hoch ist und das Kreatinpulver sich in Flüssigkeit schlecht gelöst hat, kann es zu Durchfall und Erbrechen kommen. Bei Magen-Darm-Beschwerden sollte die Dosis verringert oder auf mehrere Portionen verteilt werden. Wer über längere Zeit Kreatin einnimmt, bei dem fährt der Körper die Eigenproduktion zurück. Während Kreatinprodukte früher eher für Bodybuilder vermarktet wurden, sind sie seit einiger Zeit auch als Angebote für Frauen in den Wechseljahren sehr beliebt. Sie sollen nicht nur dem Muskelschwund entgegenwirken, sondern beispielsweise auch gegen Energielosigkeit,

Stimmungsschwankungen und Brain Fog („Nebel im Gehirn") wirken. Das zumindest suggerieren etwa manche Beiträge in den sozialen Medien. Wissenschaftlich bewiesen ist sowas derzeit leider nicht. Die Europäische Behörde für Lebensmittelsicherheit stellte im November 2024 anhand der verfügbaren Studien keinen Zusammenhang zwischen einer zusätzlichen Kreatineinnahme und verbessertem Gedächtnis oder verbesserter Aufmerksamkeit fest.

DIE QUALITÄT VON KREATINPRODUKTEN kann bedenklich sein, darauf weist die Verbraucherzentrale hin: Vor allem via Internet von unbekannten Anbietern im Ausland werden diverse mit anderen Substanzen gestreckte oder etwa mit Schwermetallen wie Quecksilber verunreinigte Kreatinprodukte verkauft, in denen teilweise nur ein Drittel der angegebenen Menge an Kreatinmonohydrat enthalten ist. Beim Einkauf ist daher auf eine seriöse und sichere Quelle zu achten.

Aminosäuren – kleine Wundermittel?

Lysin gegen Herpes, Phenylalanin oder Tryptophan gegen Depressionen und Arginin oder Asparaginsäure als Potenzmittel und für die sportliche Leistungsfähigkeit? Wie im Kapitel „Proteine und Aminosäuren verstehen" (ab Seite 7) beschrieben, sind all das unzulässige Versprechen, für die es keine wissenschaftlichen Beweise gibt. Auch die Muskelaminosäure Leucin beziehungsweise die verzweigtkettigen Aminosäuren, die insbesondere als leistungssteigernd für Sporttreibende beworben werden, haben als extra eingenommene Aminosäuren keinen wissenschaftlich erwiesenen Nutzen. Auf isolierte Aminosäuren dürfen die für Proteine erwiesenen Wirkungen und zugelassenen Health Claims nicht einfach übertragen werden.

Proteine aus der üblichen Ernährung können alle unentbehrlichen Aminosäuren liefern, sodass eine Extradosis in der Regel überflüssig ist. Das heißt, Aminosäuren isoliert einzunehmen ist unnötig und Geldverschwendung – und es kann Nebenwirkungen haben.

Einzelne Aminosäuren hoch dosiert in Form von Präparaten einzunehmen, kann den fein aufeinander abgestimmten Stoffwechsel der Aminosäuren aus dem Lot bringen. Tierversuche zeigten, dass es dadurch zu einer Unterversorgung mit anderen wichtigen Aminosäuren, deren Aufnahme blockiert wird, oder zu Störungen im Nervensystem kommen kann.

Zum Beispiel gibt es auch für die verzweigtkettigen Aminosäuren laut Bundesinstitut für Risikobewertung Hinweise auf mögliche gesundheitliche Risiken bei hoher Dosis. Dabei handelt es sich um Störungen des Nervensystems und unerwünschte Veränderungen von Laborparametern wie einen erhöhten Ammoniakspiegel im Blut. Ein zu hoher, längerfristiger Verzehr einzelner Aminosäuren kann in Einzelfällen auch zu Nebenwirkungen wie Übelkeit, Erbrechen und Durchfall führen. Außerdem sind Wechselwirkungen mit Medikamenten möglich.

Longevity im Trend

Longevity: das Leben verlängern und die Gesundheit bis ins hohe Alter erhalten. Dafür alles Mögliche zu tun, ist im Trend. In der Regel bedeutet das, einen gesunden Lebensstil zu pflegen – doch damit häufig nicht genug. Derzeit stehen auch Lifestyle-Medikamente wie die „Abnehmspritze“, das Diabetesmedikament Metformin, aber auch verschiedene Nahrungsergänzungsmittel hoch im Kurs. Dass Nahrungsergänzungsmittel tatsächlich das Leben verlängern, ist bislang allerdings nicht nachgewiesen.

Bei Diabetesmedikamenten, die den Blutzuckerspiegel senken, handelt es sich oft um sogenannte GLP-1-Rezeptor-agonisten. GLP steht für

„glucagon-like peptide". GLP-1 ist ein Peptid, das als Hormon bei der Verdauung blutzuckersenkend und sättigend wirkt. Nun gibt es auch Nahrungsergänzungsmittel mit der Bezeichnung GLP-1 – sie sollen angeblich helfen, den Blutzucker zu regulieren, Heißhunger zu verhindern und besser zu sättigen. Der einzige Zusammenhang, der sich mit dem Blutzuckerspiegel herstellen lässt, ist in der Regel aber lediglich der Zusatz des Spurenelements Chrom, für das der Health Claim „Chrom trägt zur Aufrechterhaltung eines normalen Blutzuckerspiegels bei" zugelassen ist. Ansonsten bestehen sie meist aus diversen Pflanzenextrakten – ohne Wirksamkeitsnachweis.

Anti-Aging mit Spermidin?

Auch Nahrungsergänzungsmittel mit Spermidin, das in unserem Körper aus der Aminosäure Arginin entsteht (siehe Seite 48), werden als vermeintliche Anti-Aging-Mittel vermarktet. Unser Körper kann Spermidin selbst herstellen und auch über viele Lebensmittel aufnehmen. Beim Sport oder beim Fasten beispielsweise erhöht sich die Menge an Spermidin im Körper.

Eine Funktion des Spermidins ist es, in den Zellen Selbstreinigungsprozesse in Gang zu setzen. Dadurch können Zellen sich zum Beispiel eingedrungener Krankheitserreger, fehlerhafter Proteine oder nicht mehr brauchbarer Zellbestandteile entledigen.

Im Alter nimmt die Spermidinkonzentration in den Zellen ab. Im Labor lebten Fadenwürmer und Hefen länger, wenn sie zusätzlich Spermidin bekamen. Laut einer kleinen Beobachtungsstudie an Menschen lebten jene länger, deren Verzehr üblicher spermidinhaltiger Lebensmittel höher war. Diese Ergebnisse führten zu der Idee, dass die Einnahme von Spermidin dem Körper einen Fastenzustand vortäuschen kann, sodass ganz ohne Verzicht aufs Essen die Vorteile des Fastens und die Selbstreinigungsmechanismen der Zellen zur Geltung kommen. Ein Nutzen von isoliert eingenommenem Spermidin konnte aber bisher in keiner Studie an gesunden Menschen belegt werden. Kein Wunder, denn selbst das mit 15 Milligramm pro Tag im Vergleich zu üblichen Nahrungsergänzungsmittel sehr hoch dosierte Spermidin kommt gar nicht in den Zellen an. So ist es unwahrscheinlich, dass handelsübliche Spermidinpräparate der erhoffte Jungbrunnen sind.

Das ist nur eines von zahllosen Beispielen dafür, dass auf den ersten Blick vielversprechende Ergebnisse von Laborversuchen an Zellen und Tieren nicht einfach auf den Menschen übertragbar sind – und dennoch als Basis fürs Marketing und Geschäftsmodelle genutzt werden.

MANCHE NAHRUNGSERGÄNZUNGSMITTEL enthalten – selbst wenn sie als „hoch dosiert" deklariert sind – nicht mehr Spermidin als die Lebensmittel, aus denen sie hergestellt wurden, zum Beispiel Weizenkeime. Dafür sind sie aber um ein Vielfaches teurer. Wer unter anderem Vollkornprodukte, Hülsenfrüchte, Nüsse und Pilze isst, erhält reichlich Spermidin, und das noch dazu im Kombipack mit anderen wertvollen Nährstoffen.

Große Versprechen, gefährliche Inhaltsstoffe

Nahrungsergänzungsmittel können leider auch illegale und gesundheitsgefährdende Stoffe enthalten. Das stellen die Kontrollen durch offizielle Stellen wie Lebensmitteluntersuchungsämter immer wieder fest. Besonders häufig fallen bei den Kontrollen Nahrungsergänzungsmittel zur Leistungssteigerung im Sport wegen Verunreinigungen mit unzulässigen Dopingsubstanzen auf (siehe „Proteine nutzen" ab Seite 143) sowie Schlankheitsmittel und Potenzmittel mit verbotenen Arzneistoffen.

So rät beispielsweise das Landesuntersuchungsamt Rheinland-Pfalz (LUA) dringend davon ab, Mittel zum Abnehmen im Internet zu bestellen oder von Privatpersonen zu kaufen. Sie sind im besten Fall einfach wirkungslos, im schlimmsten Fall gesundheitsschädlich: Immer wieder enthalten vermeintliche Wunderpillen zum Abnehmen hochwirksame

Arzneistoffe, die nicht auf der Verpackung deklariert sind. Allen voran den gefährlichen Wirkstoff Sibutramin (kann den Blutdruck stark erhöhen und Herzerkrankungen hervorrufen). Das LUA warnte im Januar 2025 vor dem schädlichen Schlankmacher „Starvex" aus dem Internet, weil es den nicht deklarierten Arzneistoff Sibutramin darin fand. „Starvex" ist deshalb kein harmloses Nahrungsergänzungsmittel, wie es die Verpackung suggerieren möchte, sondern ein nicht zugelassenes Arzneimittel. Der Handel damit ist nach dem Arzneimittelgesetz eine Straftat, die mit einer Freiheits- oder mit einer Geldstrafe geahndet werden kann.

Vor allem bei Nahrungsergänzungsmitteln von ausländischen Herstellern, insbesondere solchen, die über den Versandhandel oder das Internet sowie über soziale Medien wie Facebook, Instagram oder Werbung in Spiele-Apps angeboten werden, ist Vorsicht geboten: Es besteht die Gefahr, dass nicht erkennbare, illegale und gesundheitsschädliche Stoffe enthalten sind. Dazu zählen neben verbotenen Arzneistoffen auch Pflanzenschutzmittel, natürliche Giftstoffe oder Bakterien wie Salmonellen – laut Verbraucherzentrale ist fast jedes dritte auf diesen Wegen vertriebene Produkt ausländischer Herkunft betroffen.

Das Problem: Sitzt der Anbieter im Ausland, ist es für die Behörden schwer, ihn zur Verantwortung zu ziehen. Webseiten in deutscher Sprache oder die Abbildung der deutschen Flagge können leicht über den tatsächlichen Sitz des Anbieters hinwegtäuschen. Deshalb sollten Sie zum Beispiel das Impressum der Webseite prüfen – gibt es eins, und steht dort eine Person oder Organisation mit vollständiger, tatsächlich existierender Postanschrift und deutscher Telefonnummer?

Auch Produktrezensionen sollten Sie mit Vorsicht genießen, denn nicht selten handelt es sich um gekaufte Fake-Rezensionen oder versteckte krankheitsbezogene Werbeaussagen, die für Nahrungsergänzungsmittel verboten sind. Auch ganze Fake-Shops können ein Problem sein.

Manche sogenannte Gesundheitsportale im Internet arbeiten auch mit Fake-Autoren – sie kommen vermeintlich seriös daher, sind es aber gar nicht: Es werden unerlaubt Profile anerkannter Wissenschaftlerinnen genutzt oder nicht existente Fachautoren vorgetäuscht, um vermeintlich wissenschaftliche Informationen zu geben, Produkte zu bewerten und anschließend direkt auf das passende Angebot im Shop zu verlinken.

Und dann gibt es auch immer wieder Fake-Werbung – gefälschte Werbung mit Prominenten in Form von scheinbaren Artikeln in gar nicht existierenden Zeitschriften, Fernsehbeiträgen oder gefälschten Social-Media-Beiträgen. Auch Anbieter von Nahrungsergänzungsmitteln im Internet werben mit irreführenden Heilsversprechen und gefälschter Promi-Werbung. Mit den fortschreitenden Möglichkeiten von KI-Chatbots und sonstiger künstlicher Intelligenz ist zukünftig wohl mit einer noch weiteren Verbreitung von gefälschten Darstellungen zu rechnen. Abgesehen davon stellt, wie bereits erwähnt, unreguliertes Influencer-Marketing ein Problem dar.

EINEN FAKESHOP-FINDER finden Sie auf der Website der Verbraucherzentrale. Aktuelle Verbraucherwarnungen zu Nahrungsergänzungsmitteln bietet ihr Onlineportal „Klartext Nahrungsergänzung".

Proteinquellen der Zukunft

Proteine 2.0. Forschung und Lebensmittelindustrie setzen auf neue Wege, um die Proteinversorgung nachhaltiger zu gestalten. Wie viel Potenzial steckt in den alternativen Proteinquellen? Dieses Kapitel nimmt Chancen, Risiken und offene Fragen unter die Lupe.

Insekten, Laborfleisch, Algen

Mehlwurm-Burger, Algensalat, Hähnchenbrustfilet ohne Huhn und Milchproteine ohne Kühe. Rindersteak und Thunfisch wachsen aus Zellen direkt in der Fabrik. Vertikale Insektenfarmen und Algentanks ersetzen großflächige Weiden und Ställe. Statt gackernder und muhender Tiere summen Bioreaktoren, in denen gentechnisch veränderte Bakterien, Pilze und Hefen arbeiten.... So könnte die Zukunft der Proteine aussehen.

In den reicheren Ländern der Erde besteht zwar kein Bedarf an zusätzlichen Proteinen, aber die Notwendigkeit, Proteine nachhaltiger zu gewinnen. Die Weltbevölkerung wächst und die Ressourcen werden knapper. So rücken auf der Suche nach Lösungen die sogenannten alternativen Proteinquellen in den Fokus der Wissenschaft und der Lebensmittelindustrie. Damit gemeint sind Alternativen zu Lebensmitteln aus der Nutztierhaltung, da diese die Ressourcen und die Umwelt besonders stark belasten.

Dass und wie Pflanzen Tierisches ersetzen können, haben wir uns im Kapitel „Vegan und proteinreich" ab Seite 89 angeschaut. Darüber hinaus beschäftigen sich Forschung und Industrie gerade intensiv damit, neue pflanzliche Rohstoffe und Verarbeitungsmethoden zu finden, um Pflanzen und ihre Proteine noch besser und nachhaltiger nutzbar zu machen. Als Proteinquellen der Zukunft stehen aber auch Insekten, Algen, Bakterien, Hefen und Pilze sowie Laborfleisch in den Startlöchern. Teilweise sind sie auch schon auf dem Markt. Diese sogenannten alternativen Proteinquellen sollen zum einen als Ersatz für traditionelle tierische Lebensmittel wie Fleisch, Fisch, Milch oder Eier und daraus hergestellte Produkte dienen. Zum anderen sollen sie als zusätzliche Proteinquelle den wachsenden Bedarf der Menschheit decken.

Zwischen Potenzial und offenen Fragen

Sind diese Alternativen gesund, nachhaltig und für unseren Alltag geeignet? Und können sie tatsächlich in den Ländern, in denen die Menschen

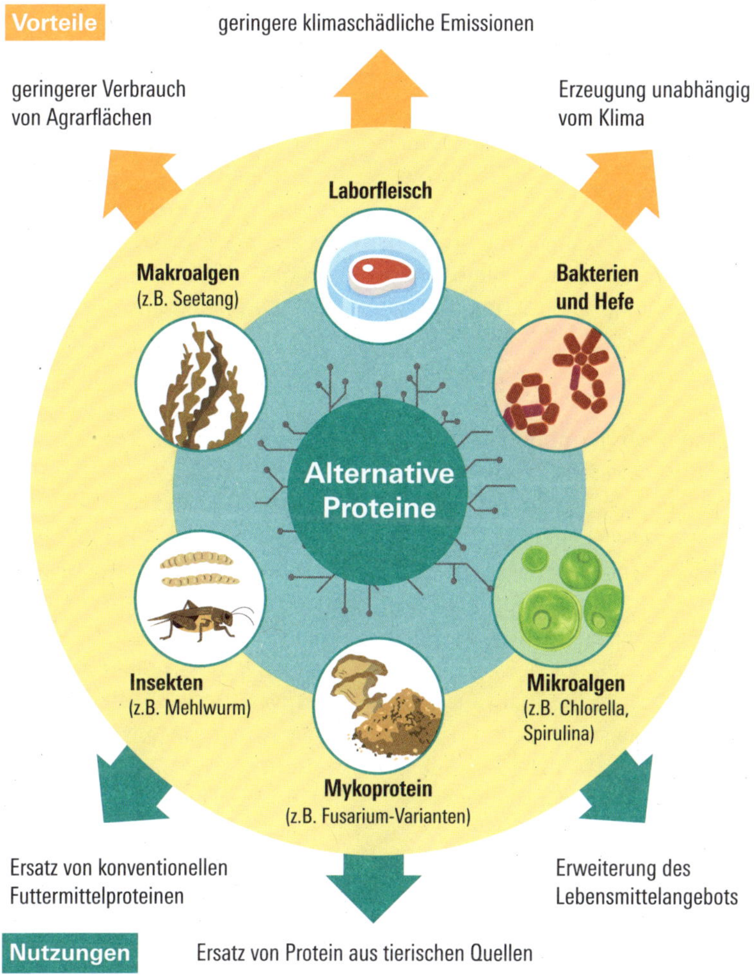

Auswahl der „neuen" Rohstoffquellen zur Gewinnung von Proteinen.

schlecht mit Proteinen versorgt sind, zu einer verbesserten Lage beitragen?

Um es vorwegzuschicken: Vieles ist noch unklar. Prinzipiell handelt es sich um interessante – und sehr unterschiedliche – Technologien, die die Chance bieten, einige ökologische, ethische und gesundheitliche Probleme zu lösen. Allerdings bleibt abzuwarten, ob die Produktion alternativer Proteine am Ende tatsächlich beispielsweise weniger Ressourcen verbraucht als die tierischer Proteinquellen und ob sie überhaupt wirtschaftlich ist und sich durchsetzt. Einige der Technologien sind in einem eher frühen Entwicklungsstand, andere hängen an rechtlichen Hürden und manche liefern schon marktreife Produkte, wobei sich Rezepturen und Produktionsprozesse kontinuierlich weiterentwickeln. Ihre Qualität in Gänze zu bewerten, ist also gar nicht möglich.

Zu bedenken ist auch, das selbst wenn die Technologien hochwertige Proteine liefern, es für die menschliche Ernährung immer auf sämtliche Inhaltsstoffe ankommt. Die neuen Proteinquellen liefern im Gegensatz zu den herkömmlichen Quellen, wie Milch, Fleisch, Ei, Fisch, aber auch pflanzlichen Quellen, selten einen hinreichenden Gehalt an allen notwendigen Vitaminen, Mineralstoffen und Spurenelementen und man muss diese dann bei nennenswertem Einsatz in Produkten entsprechend ergänzen.

Die neuen Technologien, an denen in Europa geforscht wird, könnten auch Menschen in ärmeren und stark vom Klimawandel betroffenen Ländern helfen. Dort könnten sie etwa für eine stabilere, vom Klima unabhängige Lebensmittelproduktion sorgen. Da die neuen Methoden aber oft größere Investitionen in die Technik erfordern, dürften Menschen in armen Ländern wohl nur in bescheidenem Umfang davon profitieren.

Krabbeltiere auf dem Teller

Hierzulande sind Insekten als Lebensmittel derzeit eher eine kleine Marktnische mit großem Ekelfaktor. Doch global betrachtet sieht das ganz anders aus: Ob gegrillte Käfer, geschmorte Ameiseneier oder geröstete Heuschrecke – Insekten werden in vielen Teilen der Welt regelmäßig gegessen.

Insekten sind sehr nahrhaft und gesund, mit einem hohen Gehalt an Proteinen und allen unentbehrlichen Aminosäuren. Unverarbeitet enthalten die Insekten ähnlich viele Proteine wie das Fleisch von Rind, Schwein oder Pute, gefriergetrocknet aber deutlich mehr. Der genaue Proteinanteil variiert je nach Art des Insekts.

Die Insektenproteine sind ähnlich gut verdaubar wie die Proteine aus Fisch oder Sojamehl. Außerdem enthalten sie reichlich mehrfach ungesättigte Fettsäuren, Vitamine, Mineralstoffe und Ballaststoffe wie Chitin aus ihrer Körperhülle.

All das macht die Insekten aus ernährungsphysiologischer Sicht interessant für die Suche nach Alternativen zu konventionellen Nutztieren.

WIE SCHMECKEN INSEKTEN EIGENTLICH? Eine pauschale Antwort darauf gibt es nicht, denn der Geschmack hängt von der Art des Insekts ab. So gelten Grillen und Heuschrecken als geschmacklich neutral, Mehlwürmer haben ein leicht nussiges Aroma. Ähnlich wie bei Fleisch oder Gemüse beeinflusst die Zubereitung den Geschmack ganz entscheidend – ob gebraten, getrocknet oder frittiert und gewürzt, das macht einen großen Unterschied.

Insekten statt anderer Tiere für Lebensmittel zu züchten, bringt einige Vorteile für Umwelt und Klima. Die Krabbeltiere verwerten etwa ihr Futter effizienter, sondern weniger Treibhausgase ab und verbrauchen viel weniger Wasser und Ackerland als die klassischen Nutztiere. Zudem könnten die Insekten sich von Resten aus dem Anbau oder der Verarbeitung von Pflanzen ernähren, was Lebensmittelabfälle reduziert. Allerdings haben sie auch spezielle Bedürfnisse, wenn sie für die industrielle Produktion von Lebensmitteln optimal wachsen sollen: Sie brauchen eine auf ihre Art abgestimmte wohltemperierte Umgebung mit besonderer Hygiene und definiertem Futter. Das kann die Ökobilanz etwa aufgrund des Energieverbrauchs verschlechtern und für Produzierende womöglich wenig rentabel sein.

EINE ETHISCHE FRAGE BLEIBT beim Essen von Insekten: Ist das Leben eines Insekts weniger wert als das eines Rinds? Ist es vertretbarer, für einen Insektenburger Tausende von Mehlwürmern zu töten oder für 1 000 Burger ein Rind?

In der Europäischen Union gelten die meisten Insekten als neuartiges Lebensmittel oder „Novel Food", weil ihr Konsum hier lange Zeit (laut Gesetz vor 1997) nicht üblich war. Das heißt, sie müssen erst auf ihre Sicherheit beim Verzehr durch den Menschen geprüft und dann offiziell zugelassen werden, bevor sie verkauft werden dürfen. Zugelassen sind seit dem Jahr 2021 bisher nur vier von über 2000 essbaren Insektenarten (Stand April 2025), und zwar

- der Mehlwurm (Larven des Mehlkäfers),
- die Wanderheuschrecke,
- die Hausgrille, auch Heimchen genannt,
- der Buffalowurm (Larven des Getreideschimmelkäfers).

Die Insekten sind in getrockneter, gefrorener, pastenartiger oder pulverisierter Form zugelassen. Es gibt sie vereinzelt in Supermärkten, doch eher via Internet zu kaufen. Man findet sie ganz als Snacks, beispielsweise frittiert, oder in Schokolade oder Honig, oder als Insektenmehl, etwa als Zutat für Insektennudeln sowie als Proteinriegel und Proteinpulver.

Bei uns als Lebensmittel erhältliche Insekten stammen ausschließlich aus kontrollierter Aufzucht in Insektenfarmen. Die Verbraucherzentrale weist darauf hin, dass man nur Insekten essen sollte, die für den menschlichen Verzehr gezüchtet wurden. Selbst gesammelte Insekten oder Insekten aus dem Zoofachhandel beziehungsweise aus Angelgeschäften sollten Sie aus hygienischen Gründen auf keinen Fall essen!

Weil es möglich ist, dass Insektenproteine zu allergischen Reaktionen führen können, müssen sie laut

Lebensmittelinformationsverordnung entsprechend gekennzeichnet werden, etwa so: „Zutat kann bei Verbrauchern, die bekanntermaßen gegen Krebs- und Weichtiere und Erzeugnisse daraus sowie gegen Hausstaubmilben allergisch sind, allergische Reaktionen auslösen." Andere denkbare Risiken durch Insekten als Lebensmittel sind die Übertragung von Infektionserregern sowie der Einsatz von Arzneimitteln wie Antibiotika, Hormonen oder anderen Chemikalien bei ihrer Produktion.

Ob wir uns hierzulande an den Gedanken gewöhnen können, in größerem Umfang Insekten auf unserem Speiseplan zu haben? Wenn nicht, dann sind Insekten zumindest als Futtermittel für Tiere von Bedeutung. Derzeit sind acht Insektenarten beziehungsweise ihre Proteine zum Füttern von Geflügel, Schweinen oder Tieren in Aquakultur zugelassen.

Muskeln aus dem Labor

Fleisch- oder Fischzellen wachsen in einem Bioreaktor zu Geweben heran. Ganz ohne einen lebendigen Organismus. Auf diese Art gezüchtete Muskeln und Fettgewebe landen letztlich als Hackfleisch, Steak oder Fischfilet in der Pfanne. Kultiviert, ganz ohne Massentierhaltung und ohne zerstörerischen Fischfang.

Bei dieser Methode spricht man auch von Laborfleisch, kultiviertem Fleisch (weil es in Zellkulturen wächst, nicht, weil es besonders gebildet ist), zellbasiertem Fleisch oder In-vitro-Fleisch beziehungsweise -Fisch. Ganz ohne Nutztiere funktioniert die Produktion bisher aber nicht: Man benötigt erst mal Stammzellen, die einem lebenden Tier entnommen werden. Zum Wachsen brauchen diese Stammzellen dann zum einen ein Gerüst, das bislang meist aus Kollagen aus Rinder- und Schweineknochen stammt. Zum anderen benötigen die Stammzellen natürlich auch Nahrung. Dieses Nährmedium muss ein

Wachstumsserum enthalten, das aus dem Blut eines ungeborenen Kälbchens stammt. Um das Blut zu gewinnen, müssen Muttertier und Kalb sterben. Deshalb wird an einem Ersatz dafür geforscht – vielleicht könnten Algen, Pilze oder proteinhaltige Pflanzen zusammen mit künstlich hergestellten Wachstumsstoffen geeignet sein.

Wenn dieser Prozess perfekt läuft und alle Stoffe, die die Zellen selbst nicht herstellen können, im Nährmedium sind, dann dürfte es keinen Unterschied bezüglich der Inhaltsstoffe und der gesundheitlichen Bewertung zu den herkömmlichen tierischen Produkten geben. Verlässliche Daten zum Nährwert oder Gesundheitswert gibt es aber bisher kaum.

BEI LABORFLEISCH UND -FISCH handelt es sich um das gleiche Material wie bei Fleisch und Fisch von Tieren. Es wird jedoch nicht durch das Töten von Tieren hergestellt, sondern durch das Vermehren von Zellen. Komplett ohne Tierleid kommt die Produktion aber (noch) nicht aus.

Singapur ist das erste Land, in dem Laborfleisch im Angebot ist. Seit Ende des Jahres 2020 darf ein amerikanischer Hersteller dort Hühnerfleisch aus dem Labor verkaufen. In der Europäischen Union gelten in Zellkulturen gezüchtete Lebensmittel, ebenso wie die Insekten, als neuartige Lebensmittel. Laut der entsprechenden Novel-Food-Verordnung müssen sie vor der Marktzulassung geprüft werden. Derzeit, im April 2025, sind noch keine derartigen Produkte im Angebot, aber Zulassungsverfahren laufen. Doch selbst wenn Laborfleisch und -fisch zugelassen werden: Sie könnten aufgrund der sehr hohen Herstellungskosten nur in sehr kleinem Maßstab als Premiumprodukt angeboten werden. Der Hersteller, der in Singapur Laborfleisch verkauft, mischt es mit Pflanzenproteinen, damit es nicht zu teuer ist. Mit anderen Worten: In naher Zukunft ist eher nicht damit zu rechnen, dass Fleisch und Fisch aus dem Labor im Tonnenmaßstab und für alle erschwinglich produziert werden können. Erst recht nicht für Menschen in ärmeren Ländern, denen es an tierischem Protein mangelt.

Positiv an Laborfleisch und -fisch wäre, dass viel weniger Tiere gehalten und geschlachtet werden müssten

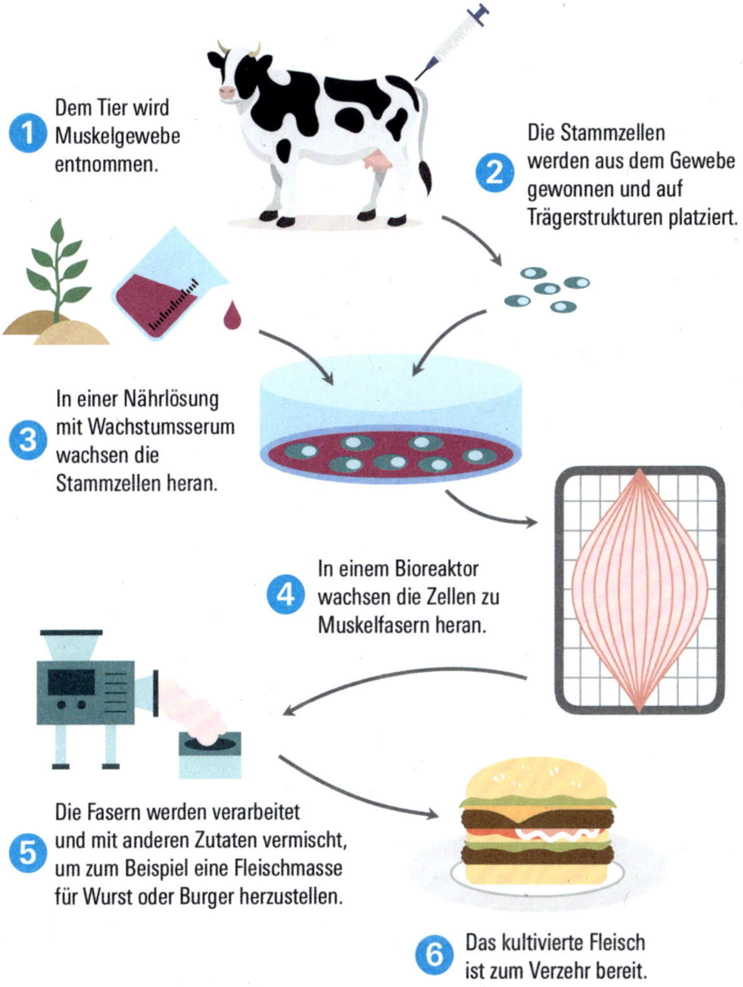

Die Herstellung von Laborfleisch aus Stammzellen.

und es Vorteile für Umwelt und Klima geben könnte. Allerdings verbraucht diese Herstellungsmethode ziemlich viel Energie, sodass ihr ökologischer Fußabdruck nur vertretbar wäre, wenn erneuerbare Energiequellen dafür genutzt werden würden. Es gibt jedoch auch ethische Bedenken: Der Mensch entfremdet sich mit solchen neuen Technologien immer mehr von der Natur und unterwirft sie sich. Auch zu bedenken und gegebenenfalls gesetzlich zu verbieten, ist die Tatsache, dass theoretisch jedes Gewebe aus einzelnen Zellen herangezüchtet werden kann – auch Zellen von ausgestorbenen Tierarten oder des Menschen.

ÜBRIGENS: Die Möglichkeiten, Lebensmittel und auch andere Rohstoffe wie Leder, Holz oder Fell aus Zellkulturen zu produzieren, sind theoretisch unbegrenzt. In der Schweiz beispielsweise arbeitet ein Start-up-Unternehmen seit dem Jahr 2021 an „Laborschokolade" aus Zellkultur.

Kleinstlebewesen als Proteinfabrikanten

Obwohl sie sehr klein sind, können sie große Mengen proteinreicher Lebensmittel liefern: bestimmte Pilze, Hefen und Bakterien. Diese Mikroorganismen wachsen sehr schnell und haben einen hohen Proteingehalt von hoher Qualität. Das macht man sich bei der sogenannten Biomasse-Fermentation zunutze.

Fermentation an sich ist eine Jahrtausende alte Methode – ohne sie gäbe es weder Brot und Bier noch Käse, Sauerkraut, Kimchi oder Tempeh. Beim Fermentieren kommen Bakterien, Pilze oder Hefen zum Einsatz, um andere Lebensmittel haltbar zu machen, zu Alkohol zu vergären oder ihren Geschmack und ihre Textur zu verändern, wobei Nährstoffe besser verfügbar werden (siehe auch Seite 86).

BEI DER BIOMASSE-FERMENTATION sind die Mikroorganismen jedoch nicht nur Helfer, sondern selbst das gewünschte Produkt.

Das ist alles gar nicht so neu: Schon in den 1960er-Jahren entdeckten britische Forscher einen kleinen Pilz namens „Fusarium venenatum" als alternative Proteinquelle.

Pilze

Dieser faserige Schlauchpilz kann aus Zuckern und Mineralstoffen Proteine herstellen. So dient er dazu, in industriellem Maßstab hochwertiges Protein, sogenanntes Mykoprotein, zu produzieren. Es braucht dann noch Verarbeitungsschritte wie Dämpfen, Kühlen und Einfrieren, um das Mykoprotein in eine fleischähnliche Struktur zu bringen. Das erste kommerziell verfügbare Mykoprotein, gewonnen aus Fusarium venenatum, ist seit 1985 unter dem Markennamen Quorn in verschiedenen Darreichungsformen als Fleischersatz auf dem Markt. Dieses Mykoprotein enthält alle unentbehrlichen Aminosäuren – in seiner Trockenmasse sind es zusammen 21 Gramm pro 100 Gramm und damit mehr als in magerem gekochtem Rindfleisch, das 15 Gramm enthält. Außerdem sind Produkte aus Mykoprotein reich an Ballaststoffen und liefern auch einige Vitamine und Mineralstoffe. Um fleischähnliche Produkte herzustellen, mischen Lebensmittelhersteller das Mykoprotein mit Bindemitteln wie Eialbumin oder Kartoffelstärke und verschiedenen Gewürzen oder Aromen. Anschließendes Erhitzen sorgt dafür, dass die Mischung zusammenhält, ähnlich wie das Bindegewebe die Muskelzellen im Fleisch zusammenhält.

Hefe

Hefe dürfte vor allem als gärende Zutat zum Backen und Bierbrauen bekannt sein. Doch Hefe ist auch eine attraktive und kostengünstige neuartige Proteinquelle. Dabei kann sie ebenfalls aus Nebenprodukten und Resten der Land- und Forstwirtschaft und der Lebensmittelindustrie gewonnen werden. Die durch Fermentation und einige Arbeitsschritte gewonnenen Hefeproteine können dem direkten Verzehr dienen oder in der Lebensmittelproduktion weiterverarbeitet werden.

Der Proteingehalt getrockneter Hefe-Biomasse liegt bei etwa 30 bis 65 Prozent – das ist ähnlich viel oder mehr als in Fleisch und Sojabohnen. Das Hefeprotein ist hochwertig mit allen unentbehrlichen Aminosäuren. Außerdem bringt es gleich noch gut verfügbare Mineralstoffe und Spurenelemente wie Zink und Selen sowie Vitamin B_{12} und andere B-Vitamine mit.

Bakterien

Bakterien können sogar Luft in Proteine umwandeln. Dabei brauchen Bakterien – anders als die Hefen – noch nicht mal Zucker. Sogenannte Knallgasbakterien können das Treibhausgas Kohlendioxid aus der Luft nutzen und es zusammen mit Wasserstoff umwandeln. Ähnlich wie Pflanzen, die Photosynthese betreiben.

Auch die Grundidee für die Herstellung von Proteinen aus Bakterien ist nicht neu, sie stammt aus der NASA-Forschung in den 1960er-Jahren. Für die Raumfahrt ist es natürlich interessant, Nahrung auf kleinem Raum in großen Mengen herstellen zu können. In Singapur ist ein durch Knallgasbakterien gewonnenes Protein seit dem Jahr 2023 zugelassen. Die Methode verbraucht viel Strom, der aus erneuerbaren Energiequellen erzeugt wird. Die Proteinqualität des Bakterienproteins gilt als hochwertig und es liefert auch B-Vitamine und Mineralstoffe, sodass die Bakterien ein vielversprechender Ansatz für die menschliche Versorgung sind.

Ob durch Bakterien, Hefen und Pilze gewonnene Zutaten und Lebensmittel tatsächlich ökologisch nachhaltiger sind als traditionell erzeugte tierische Produkte, hängt von vielen einzelnen Faktoren ab. Denn die Kleinstlebewesen brauchen auch Nahrung und die Produktionsanlagen verbrauchen Strom. Ihr ökologischer Fußabdruck wäre am geringsten, wenn Neben- und Restprodukte sowie erneuerbare Energien zum Einsatz kämen.

Bakterien mit Genen einer Kuh

Bakterien und Hefen können nicht nur die ihnen eigenen Proteine herstellen. Mit einer gezielten Änderung in ihrer DNA werden sie gentechnisch so verändert, dass sie dieselben Proteine produzieren können wie eine Kuh in ihrer Milch oder ein Huhn im Ei. Ein solches Verfahren heißt Präzisionsfermentation.

Die Präzisionsfermentation wird bereits seit Jahrzehnten zur Herstellung von Enzymen wie mikrobiellem Lab für die Käseherstellung oder von Medikamenten wie dem Insulin zur Behandlung von Diabetes mellitus eingesetzt. Auch einzelne Aminosäuren für Tierfutter, biologisch hergestellte Kraftstoffe und verschiedene Lebensmittelzusatzstoffe und Nahrungsergänzungsmittel wie Vitamine kommen so zustande.

So können beispielsweise Hefen aus Zucker das Protein Casein produzieren. Das Casein verleiht dem Käse einen unverwechselbaren Geschmack und seine Textur – also ganz charakteristische Eigenschaften, die nicht durch alternative Proteine zu ersetzen sind.

DURCH DIE PRÄZISIONSFERMENTATION mit genetisch veränderten Mikroorganismen besteht die Möglichkeit, gezielt tierische Proteine herzustellen, ganz ohne Tiere zu nutzen. Auch andere Zutaten können mithilfe von genetisch veränderten Bakterien, Hefen und Pilzen entstehen.

Nun ist der Plan, die Methode auch in großem Stil für die Lebensmittelversorgung zu nutzen. Um ein Imitat eines tierischen Produkts zu erzeugen, werden durch Präzisionsfermentation in Reaktoren mit flüssigen Nährmedien erzeugte Proteine abgetrennt, mit anderen Inhaltsstoffen wie Pflanzenfetten gemischt und weiterverarbeitet.

Bisher ist in der Europäischen Union nichts dergleichen auf dem Markt – es ist noch völlig unklar, wie solche Produkte rechtlich einzuordnen sind: Fallen sie wegen der Nutzung gentechnisch veränderter Mikroorganismen unter die Gentechnik-Verordnung? Oder soll die Novel-Food-Verordnung gelten, da sie auf neuartige Weise hergestellt werden?

Proteinquellen aus dem Wasser

Algen enthalten Proteine, leben im Wasser und betreiben, genau wie Pflanzen, Photosynthese. Sie nutzen also das Sonnenlicht, um zu wachsen, und wandeln Kohlendioxid in Sauerstoff um. Und das tun sie effektiver und schneller als Landpflanzen. Deshalb taugen sie als alternative Proteinquelle für Lebensmittel und Tierfutter. Dabei gibt es Makroalgen, also größere Algen aus mehreren Zellen, sowie winzige Mikroalgen, die nur aus einer einzigen Zelle bestehen und eigentlich zu den Bakterien zählen.

Makroalgen

Makroalgen wie etwa der Seetang wachsen im Meer, sie brauchen Salzwasser. In Asien stehen sie seit Langem fest auf dem Speiseplan. Beispielsweise ist auch das Noriblatt beim Sushi-Röllchen eine Makroalge. Auch bei uns werden Makroalgen immer beliebter, etwa als Zutat zu Fischersatzprodukten. Ihr Gehalt an Proteinen ist mit bis zu 50 Prozent hoch, kann aber sehr variabel sein. Extrem reich sind die Meeresalgen an dem Spurenelement Jod, an dem es bei veganer Ernährung ansonsten eher fehlt. Für eine ausreichende Jodzufuhr sind aber nur etwa 1 bis 3 Gramm Meeresalgen täglich empfohlen – das entspricht anderthalb Noriblättern (Jodgehalt 5 Milligramm pro 100 Gramm) oder einem gehäuften Teelöffel Noriflocken (Jodgehalt 15 Milligramm pro 100 Gramm).

WICHTIG IST, nur solche Meeresalgenprodukte zu kaufen, bei denen der Jodgehalt und die maximale Verzehrmenge deklariert sind, weil oft viel zu viel Jod in Meeresalgen steckt, was schlecht für die Schilddrüse ist. Deshalb sollten auch nur geringe Mengen davon gegessen werden, sodass der Beitrag zur Proteinzufuhr in dieser Form letztlich nicht besonders groß ist.

Mikroalgen

Mikroalgen wachsen sowohl in Salz- als auch in Süßwasser. Sie erlangen als Lebensmittel zunehmend Bedeutung. Ihr Gehalt an Proteinen variiert stark von 22 bis zu 70 Prozent in der

Trockenmasse, und auch der Gehalt an unentbehrlichen Aminosäuren, Omega-3-Fettsäuren und Vitaminen und Mineralstoffen ist hoch. Die am häufigsten industriell genutzten Mikroalgen sind Chlorella und Spirulina, weil sie hochwertige Proteine mit einem guten Aminosäurenprofil anreichern. Die Proteinqualität beispielsweise mancher Chlorella-Mikroalgen ist zwar niedriger als die von tierischen Proteinen, aber höher als die von Hülsenfrüchten wie Linsen, Bohnen und Erbsen.

Dabei ist die Produktion im Vergleich zu Nutzpflanzen und Tierfutter effizienter und verbraucht weniger Wasser und Ackerland bei gleichzeitig weniger Treibhausgasemissionen. Seit Mitte des letzten Jahrhunderts arbeiten Forschende an der Massenkultivierung von Mikroalgen – ein schwieriges Unterfangen, weil jede Art ganz spezifische Anbaubedingungen erfordert.

MIKROALGEN wie Spirulina werden oft in Form von Nahrungsergänzungsmitteln als Pillen, Pulver oder Flocken angeboten. Es kursieren Informationen, dass sie bei diversen Krankheiten wie Krebs, Allergien und Leberschäden helfen sollen – das ist aber nicht bewiesen. Was stimmt: Sie enthalten viel Vitamin B_{12} – allerdings in einer kaum für den Menschen verfügbaren Form. Als Proteinquellen sind sie in der Dosierung eines Nahrungsergänzungsmittels nicht relevant. Außerdem gibt es immer wieder Meldungen über Verschmutzungen und Schadstoffe in den Algen.

Proteine nutzen

Wann mehr wirklich mehr bringt

Blicken wir noch einmal kurz zurück: In den letzten beiden Kapiteln ging es zunächst darum, welche grundlegenden Rollen Proteine und Aminosäuren für unseren Körper spielen. Von stabilen Knochen über ein intaktes Immunsystem bis hin zur Steuerung unzähliger Stoffwechselprozesse sind wir auf diese Bausteine des Lebens angewiesen. Da unser Körper ständig Proteine auf- und abbaut, braucht er einen kontinuierlichen Nachschub an Proteinen über die Lebensmittel, die wir täglich zu uns nehmen.

Daher haben wir uns mit der idealen Proteinmenge befasst und wie Sie diese mit den alltäglichen pflanzlichen und tierischen Lebensmitteln erreichen können. Wie Sie gelesen haben, ist für gesunde Erwachsene im Allgemeinen eine Proteinzufuhr von 0,8 Gramm pro Kilogramm Körpergewicht eine gute Richtschnur – jedoch ist sie nicht in jeder Lebenssituation die beste Option.

Vor diesem Hintergrund betrachten wir in diesem dritten Kapitel genauer, in welchen Situationen es nützlich sein kann, die Proteinzufuhr bewusst zu erhöhen. Besonders drei Gruppen profitieren davon:

- Menschen, die Übergewicht reduzieren wollen
- intensiv Sporttreibende
- alte Menschen

Sie werden erfahren, warum und wie eine höhere Proteinzufuhr für diese Menschen Nutzen bringen kann – zum Abnehmen, für die Muskelleistung und gegen den Muskelabbau.

Dabei geht es keineswegs darum, auf extreme High-Protein-Diäten oder auf Nahrungsergänzungsmittel zu setzen. Vielmehr werden Sie sehen, dass eine erhöhte Proteinzufuhr oft schon durch einfache Anpassungen im Alltag und eine bewusste Lebensmittelauswahl erreicht werden kann. So wird „mehr Proteine“ zu einem alltagstauglichen Werkzeug, das sich in eine ausgewogene Ernährung einfügt.

Proteine zum Abnehmen

Warum Proteine tatsächlich beim Abnehmen helfen können, was hinter der Protein-Leverage-Hypothese steckt und warum Muskelmasse der Schlüssel zum dauerhaften Erfolg ist, lesen Sie im Folgenden. Aber auch: Warum mehr Proteine zu essen, nicht automatisch weniger Gewicht bedeutet – und wie Sie die Vorteile gezielt und sinnvoll nutzen.

Hilfreiche Sattmacher

Abnehmen mit der Quark-Diät oder durch Protein-Pacing. Protein-Shakes für die Traumfigur. Oder dank der Thonon-Diät „10 Kilo in 2 Wochen" verlieren. Menschen, die abnehmen wollen, empfangen oft den Rat, mehr Proteine zu essen, um ihr Ziel zu erreichen. Funktioniert das alles wirklich? Ja. Und nein.

Proteine sind nicht ohne Grund der Dreh- und Angelpunkt vieler Trenddiäten. Proteine sättigen gut und beugen Heißhungerattacken vor, sie erhalten die Muskeln und kurbeln den Kalorienverbrauch an. Und jetzt kommt das Aber: Allein durch eine höhere Proteinzufuhr bei sonst unveränderter Ernährung und körperlicher Aktivität wird es trotz vieler Proteine langfristig nichts mit dem Abnehmen. Doch schauen wir uns die Sache mal genauer an.

Der Hebel gegen die Kilos

Ein Erklärungsansatz für den Zusammenhang zwischen Proteinzufuhr und Körpergewicht beziehungsweise Essverhalten ist die Protein-Leverage-Hypothese. Auf Deutsch heißt sie auch Protein-Hebel-Hypothese. Stephen Simpson und David Raubenheimer, zwei Forscher der Oxford University in England, haben sie 2005 anhand von Tierversuchen formuliert.

Diese Theorie besagt, dass unser Körper einen bestimmten Bedarf an Proteinen hat. Und er ist erpicht darauf, unbedingt jeden Tag genug Proteine zu erhalten. Wenn er die nicht bekommt, weil wir beispielsweise zucker- und fettreiches Fast Food essen, verleitet uns das dazu, immer weiter zu essen, weil uns noch Proteine fehlen. Wir neigen also dazu, so lange zu essen, bis der Körper genug Proteine bekommen hat, auch wenn der Kalorienbedarf schon längst gedeckt ist. Ist die Ernährung proteinarm, führt das bei einem Überschuss an Kalorien aus Kohlenhydraten und Fett dazu, dass das Gewicht steigt oder zumindest nicht sinkt.

Die Hypothese zum Proteinhebel klingt nicht nur logisch, sie wird auch durch einige Studien an Menschen bestätigt. Diese zeigten, dass proteinreiche Ernährung satter macht und beim Abnehmen hilft. Proteinreich bedeutet in diesem Kontext, dass etwa 20 bis 35 Prozent der konsumierten Kalorien aus Proteinen stammen beziehungsweise die Proteinzufuhr etwa 1,2 bis 1,5 Gramm pro Kilogramm Körpergewicht beträgt. Der Proteinanteil im Essen scheint also die Menge, die wir essen, zu beeinflussen – und somit unser Gewicht.

DIE PROTEIN-LEVERAGE-HYPOTHESE ist eine mögliche Erklärung dafür, warum proteinreiche Diäten in der Praxis oft zu einer unbewusst verringerten Kalorienaufnahme führen. Die gesamte Kalorienaufnahme nimmt mit zunehmendem Proteinanteil im Essen ab.

Proteine statt Hunger

Proteinreiche Mahlzeiten sättigen stärker im Vergleich zu proteinärmeren Alternativen. Das liegt zum einen daran, dass ihre Verdauung sich auf den Hormonhaushalt auswirkt: Sättigungshormone wie Neuropeptid Y und Cholecystokinin werden vermehrt freigesetzt und gleichzeitig wird das Hungerhormon Ghrelin unterdrückt. So erhält das Gehirn das Signal „satt". Außerdem bleiben proteinreiche Mahlzeiten länger im Magen und sorgen damit für ein anhaltenderes Völlegefühl. Auch schießt der Blutzuckerspiegel nach proteinreichem Essen nicht besonders schnell und nicht so stark in die Höhe wie etwa nach kohlenhydratreichem Weißbrot. So haben wir weniger und weniger schnell wieder Hunger.

Zum anderen verbraucht der Körper bei der Verdauung und dem Stoffwechsel von Proteinen mehr Kalorien und gibt mehr Wärme ab als bei den anderen Makronährstoffen. In der Fachsprache sagt man: Die nahrungsinduzierte Thermogenese ist höher. Das heißt, nach jedem Essen steigt der Kalorienverbrauch und die Wärmeabgabe des Körpers – und nach proteinreichem Essen tun sie das stärker als nach einem kohlenhydratreichen Essen und noch deutlich stärker als nach fettreichem Essen.

Darüber hinaus hängt das Ausmaß dieser Reaktionen auch von den Eigenschaften der Proteine wie der Aminosäurenzusammensetzung sowie der Zusammensetzung des gesamten Lebensmittels ab. Aus Aminosäuren entstehen unter anderem Neurotransmitter, die das Gefühl von

Hunger und Sättigung steuern können. Und das Gehirn registriert die im Körper vorhandenen Spiegel der Aminosäuren und kann zu entsprechender Nahrungsaufnahme veranlassen. Die sättigende Wirkung von Nahrungsproteinen beruht also auf einem komplexen Zusammenspiel verschiedener Reaktionen.

Mehr Proteine allein machen nicht schlank

All das könnte helfen, weniger zu essen, wenn man proteinreich isst. Wie schon erwähnt, zeigten auch Studien, dass das funktioniert. Allerdings zeigten diese auch: Die proteinreiche Ernährung führt kurzfristig über einige Monate zu einer größeren Gewichtsabnahme als eine proteinärmere Ernährung – mit der Zeit wird der Effekt jedoch kleiner oder verschwindet ganz. Das bedeutet: Allein dadurch, viele Proteine zu essen, können die Pfunde bei ansonsten unveränderter Ernährung und körperlicher Aktivität nicht nachhaltig purzeln.

Es gilt also schon, die Kalorienbilanz im Auge zu behalten: Einfach nur ein Mehr an Proteinen bringt nämlich zunächst mal ein Mehr an Kalorien! Beispiel High-Protein-Pudding: Der 200-Gramm-Becher enthält ein Plus von 20 Gramm Proteinen. Das entspricht einem Plus von 80 Kilokalorien. Ob dieses Plus an Kalorien über die mögliche längere Sättigung zu kompensieren ist, ist die Frage. Und da der Körper überschüssige Aminosäuren auch verbrennt, bleiben die Fettpolster dann eben doch erhalten.

Eine Gruppe von Fachleuten der Deutschen Gesellschaft für Ernährung hat sich im Jahr 2023 auch mit der Frage beschäftigt, wie hoch die Proteinzufuhr sein sollte, um schlank zu sein oder abzunehmen. Dafür hat sie sich die veröffentlichte zusammenfassende Studienlage angeschaut. Ihr Fazit: Es sei eher unwahrscheinlich, dass die Proteinmenge bei Erwachsenen das Körpergewicht, die Fettmasse oder den Taillenumfang beeinflusst, sofern dabei die Kalorienzufuhr dem Bedarf entspricht. Ob die Proteinmenge bei einer Diät mit reduzierten Kalorien eine Rolle spielt, sei unklar, weil die Studien dazu nicht gut genug sind. Nach Angaben der Deutschen Adipositas-Gesellschaft (DAG) kommt es beim Vorbeugen von Übergewicht eher auf die Kalorienmenge in derErnährung als auf den Anteil vonProteinen an.

Muskelschutz beim Abnehmen

Dass ein Mehr an Proteinen allein nicht dauerhaft beim Abnehmen hilft, heißt aber wiederum nicht, dass der Proteingehalt nicht wichtig ist. So manche Crash-Diät setzt einseitig auf drastisch verringerte Kalorienzufuhr oder schließt bestimmte Lebensmittel aus. Darin liegt dann auch wieder ein Problem: Wer beim Versuch, schnell Gewicht zu verlieren, nicht auf eine ausreichende Proteinzufuhr achtet, riskiert Nebenwirkungen: eine Mangelernährung mit Folgen wie Muskelabbau, Heißhungerattacken und dem berüchtigten Jo-Jo-Effekt. Besonders bei sehr kalorienarmen Diäten oder bei Diäten mit Verzicht auf tierische Produkte ohne gezielte pflanzliche Alternativen besteht die Gefahr, unter den täglichen Proteinbedarf zu rutschen. Dann schmilzt nicht nur das Fett, sondern häufig auch wertvolle Muskelmasse. Gleiches gilt übrigens auch, wenn Abnehmspritzen zum Einsatz kommen und nicht gleichzeitig auf eine proteinreiche Ernährung und Bewegung geachtet wird.

Eine ausreichende Proteinzufuhr kombiniert mit Bewegung hilft also, den Verlust von Muskeln beim Abnehmen zu minimieren. Das stabilisiert den Grundumsatz – die Kalorien, die der Körper im Ruhezustand verbrennt – und hilft so wiederum beim Abnehmen und Gewichthalten.

Die Proteinvorteile nutzen

Wenn Sie abnehmen möchten, ist eine proteinreiche Ernährung mit mehr als den für Erwachsene allgemein empfohlenen 0,8 Gramm pro Kilogramm Körpergewicht einen Versuch wert, nicht als Schnelllösung, sondern als langfristige Verbündete für einen gesunden Ernährungsstil, mit dem Ziel, Ihr Wunschgewicht zu erreichen. Ziel bei einer Gewichtsreduktion sollte – trotz reduzierter Kalorienmenge – immer eine ausreichende Versorgung mit Proteinen und anderen lebensnotwendigen Nährstoffen sein.

Proteinreiche Mahlzeiten lassen sich einfach und lecker in den Alltag integrieren – ohne komplizierte Diätpläne oder den Zwang, sich haupt-

Sie haben die Wahl – so steigern Sie die Proteindichte Ihrer Ernährung

Wer beim Abnehmen auf Proteine setzt, sollte die sogenannte Proteindichte im Blick haben, also das Verhältnis von Proteingehalt zu Kalorien. In dieser Tabelle finden Sie Beispiele für Lebensmittel und Alternativen mit höherer Proteindichte.

Lebensmittel und Alternativen mit höherer Proteindichte (★)	Proteingehalt in Gramm pro 100 Gramm Lebensmittel	Kilokalorien pro 100 Gramm Lebensmittel	Proteindichte (Proteingehalt in Gramm pro 100 Kilokalorien)
Orangensaft	0,2	53	0,4
★ Buttermilch	3,5	37	9,5
Nuss-Nougat-Creme	4,3	539	0,8
★ Erdnussmus	26,3	600	4,4
Croissant	7,5	516	1,5
★ Hefezopf	7,5	280	2,7
Fruchtjoghurt (3,5 % Fett)	3,9	105	3,7
★ Joghurt pur (3,5 % Fett)	3,9	69	5,7
Sahnequark (mind. 40 % Fett i. Tr.)	11,1	160	6,9
★ Magerquark (<10 % Fett i. Tr.)	13,5	71	19,0
Camembert (mind. 60 % Fett i. Tr.)	17,9	378	4,7
★ Camembert (mind. 30 % Fett i. Tr.)	23,5	216	10,9

Lebensmittel und Alternativen mit höherer Proteindichte (★)	Proteingehalt in Gramm pro 100 Gramm Lebensmittel	Kilokalorien pro 100 Gramm Lebensmittel	Proteindichte (Proteingehalt in Gramm pro 100 Kilokalorien)
Veganer Käse, auf Kokosölbasis	1,3	274	0,5
★ Veganer Käse auf Nussbasis	13,4	359	3,7
Joghurt (3,5 % Fett)	3,9	69	5,7
★ Skyr	10,0	63	15,9
Rostbratwurst, gebraten	17,4	343	5,1
★ Hähnchenbrustfilet, gebraten	25,4	149	17,1
Salami	19,4	379	5,1
★ Lachsschinken	18,3	116	15,8
Rind, Hackfleisch roh	20,5	208	9,9
★ Rindersteak, gegart	30,4	166	18,3
Pommes frites mit Mayonnaise	2,1	231	0,9
★ Ofenkartoffel mit Quark	4,2	90	4,7
Oliven	1,4	150	0,9
★ Mandel, geröstet	20,4	622	3,3
Brötchen mit Butter und Marmelade	5,8	363	1,6
★ Haferbrei	2,8	76	3,7

sächlich von Steaks und Quark zu ernähren. So besteht auch die Chance, sie zur Gewohnheit werden zu lassen und sich somit langfristig gesund und figurbewusst zu ernähren. Dabei ist es nicht nötig, sich auf teure Nahrungsergänzungsmittel oder spezielle Produkte zu stützen – bereits mit den üblichen und natürlichen Proteinquellen lässt sich, wie in „Proteinquellen erschließen" ab Seite 65 beschrieben, für die meisten Menschen eine proteinreiche Ernährung gestalten. High-Protein-Produkte (siehe Seite 103) hingegen sind keine vollwertigen „Lebensmittel" – häufig fehlen die etwa in Nüssen und Vollkorngetreide enthaltenen Ballaststoffe, die auch beim Abnehmen helfen und das Diabetesrisiko senken.

Um reichlich Proteine bei möglichst geringer Kalorienzufuhr zu konsumieren, eignen sich Lebensmittel mit einer hohen Dichte an Proteinen. Das heißt, die Nährstoffdichte als Verhältnis der Proteinmenge zum Kaloriengehalt sollte möglichst hoch sein. Das kann bei der Auswahl geeigneter Lebensmittel helfen. Die Tabelle ab Seite 150 zeigt Ihnen ein paar Beispiele dafür, wie Sie die Proteindichte Ihrer Ernährung durch die Wahl von Alternativen erhöhen können.

Professionelle Unterstützung kann helfen

Sehr hilfreich kann es sein, sich gezielt professionelle Unterstützung zu suchen, um beim Abnehmen die Muskelmasse zu erhalten und ein dauerhaft gesundes Essverhalten zu praktizieren, das zur individuellen Lebenssituation passt und langfristigen Erfolg bringt. Hier kann eine Ernährungsberatung wertvolle Informationen und Wissen rund um das Thema Ernährung vermitteln.

Der Begriff „Ernährungsberater" ist in Deutschland allerdings nicht geschützt. Auch „zertifizierter Ernährungsberater" ist nicht per se ein Qualitätsmerkmal. Deshalb ist es wichtig, genau auf die Qualifikation zu achten. Bei qualifizierten Ernährungsberatern oder qualifizierten Ernährungstherapeutinnen handelt es sich in der Regel um Ernährungswissenschaftler, Ökotrophologinnen, Diätassistenten oder Ernährungsmedizinerinnen mit der Zusatzqualifikation „Ernährungsberatung" oder „Ernährungstherapie".

DIE VON DEN KRANKENKASSEN ANERKANNTEN und unabhängigen Ernährungsberatungsfachkräfte haben sich übrigens verpflichtet, keine Produkte zu bewerben und zu verkaufen.

Der „Koordinierungskreis zur Qualitätssicherung in der Ernährungsberatung/-therapie und Ernährungsbildung" hat eine Checkliste entwickelt, die Ihnen helfen kann, eine anerkannte und unabhängige Ernährungsberatung zu finden. Die Checkliste finden Sie im Internet unter www.wegweiser-ernaehrungsberatung.de. Qualifizierte Fachkräfte in Ihrer Region finden Sie über folgende Institutionen und deren Webseiten, die Sie auf Seite 202 finden:

- VDOE BerufsVerband Oecotrophologie e. V.
- Deutsche Gesellschaft für Ernährung e. V.
- Deutsche Gesellschaft der qualifizierten Ernährungstherapeuten und Ernährungsberater – QUETHEB e. V.
- Verband der Diätassistenten
- Verband für Ernährung und Diätetik e. V.

Grundsätzlich haben Sie Anspruch auf eine Ernährungsberatung bei Krankheiten, die durch die Ernährung verursacht wurden oder bei denen es sinnvoll ist, die Ernährung umzustellen, wie etwa Adipositas, also starkem Übergewicht, Diabetes oder einer Fettleber. Fragen Sie in Ihrer Hausarztpraxis nach einer Ernährungsberatung. Bei entsprechendem Anlass kann man Ihnen dort eine ärztliche Notwendigkeitsbescheinigung für eine Ernährungstherapie durch eine qualifizierte Ernährungsfachkraft ausstellen. Mit einer solchen Verordnung zahlt die Krankenkasse mindestens einen Teil der Kosten der Ernährungsberatung.

Proteine im Sport

Wer intensiv Sport treibt, stellt seinen Körper vor echte Herausforderungen. Damit Muskeln wachsen und sich der Körper optimal anpasst, braucht es mehr als nur harte Work-outs: Sowohl die Menge als auch das Timing der Zufuhr von Proteinen spielen eine zentrale Rolle. Lesen Sie außerdem, was die Muskelaminosäure Leucin kann und ob Nahrungsergänzungsmittel nötig sind.

Die Muskelmacher

Durch Sport baut unser Körper Muskeln auf. Denn die Muskelaktivität beim Sport – und das besonders beim Krafttraining – stimuliert zusammen mit proteinreicher Nahrung den Aufbau von Proteinen in den Muskeln.

1 Kilogramm Muskeln besteht zu gut einem Fünftel aus Proteinen. Die Muskulatur ist der Hauptspeicher für Proteine beziehungsweise für Aminosäuren im menschlichen Körper: 60 Prozent der gesamten Körperproteine befinden sich in der Muskulatur. Der Körper nutzt diesen Proteinspeicher jedoch nicht als Brennstoff für Energie, sondern als Baustoff. Sofern nach körperlichem Training kein Nachschub an Proteinen kommt, benutzt der Körper die Proteinspeicher im Muskel zum Neuaufbau von Proteinen – das heißt, er baut Muskelproteine ab.

Ziel einer Ernährungsstrategie im Sport ist es aber, mehr Muskeln auf- als abzubauen und deren Kraft und Ausdauer zu fördern. Sowohl im Kraftsport als auch im Ausdauersport kann eine an die Belastung angepasste Proteinzufuhr dabei helfen. Auch die Körperzusammensetzung und das Immunsystem könnten davon profitieren. Aber: Ob gelegentlicher Hobbykicker, Bundesligafußballerin oder Wettkampfathlet im Gewichtheben – es macht einen großen Unterschied, wie viele Proteine man essen sollte.

Mehr Sport, mehr Proteine

Die richtige Proteindosis hängt in erster Linie vom Sportpensum ab. Je nachdem, was wie oft und wie intensiv trainiert wird, braucht der Körper unterschiedlich viele Proteine, um seinen Stoffwechsel anzupassen sowie Muskeln zu reparieren und neu aufzubauen.

Gesunde Erwachsene, die maximal fünf Stunden pro Woche sportlich aktiv sind, haben keinen erhöhten Proteinbedarf. Für sie gilt bis zum Alter von 65 Jahren die empfohlene Proteinzufuhr von täglich 0,8 Gramm, für ältere Menschen 1,0 Gramm pro Kilogramm Körpergewicht. Mehr Proteine brauchen nur:

- Sporttreibende, die mehr als fünf Stunden pro Woche trainieren,
- leistungsambitioniert Freizeit- oder Wettkampfsporttreibende oder
- Personen, deren Hauptttätigkeit der Sport ist.

Die Empfehlung für sie liegt bei 1,2 bis 2,0 Gramm pro Kilogramm Körpergewicht pro Tag. Gleichzeitig muss der intensiv Sport treibende Körper ausreichend Kalorien und Kohlenhydrate bekommen, damit er die Aminosäuren für den Proteinaufbau benutzen kann und nicht zur Energiegewinnung verbrennt.

Die große Spanne von 1,2 bis 2,0 Gramm zeigt, dass der Proteinbedarf von Sporttreibenden sehr unterschiedlich sein kann. Denken Sie beispielsweise daran, dass bei den Olympischen Spielen sowohl leichtgewichtige Marathonläufer an den Start gehen, die vielleicht gerade mal 50 Kilogramm wiegen, als auch Kugelstoßerinnen, die mehr als das Doppelte auf die Waage bringen können. Für einen 50 Kilogramm schweren

Welche Proteinmenge braucht der Körper beim Sport?

Aktiver Lebensstil oder Leistungssport – die empfohlene Proteinzufuhr hängt vom Sportpensum ab. Die Tabelle zeigt die jeweils täglich empfohlene Menge pro Kilogramm Körpergewicht.

Sportpensum	Empfohlene Proteinzufuhr pro Tag …	
	… pro Kilogramm Körpergewicht	… bei einem Körpergewicht von 70 Kilogramm
Aktiver Lebensstil mit bis zu 5 Stunden Sport pro Woche	0,8 g bzw. 1,0 g ab 65 Jahren	56 g bzw. 70 g
Intensiver Sport von mehr als 5 Stunden pro Woche	1,2–2,0 g	84–140 g

Athleten heißt das untere Ende der Spanne eine absolute Proteinzufuhr pro Tag von 60 Gramm, für eine 100 Kilogramm schwere Athletin bedeutet das obere Ende der Spanne 200 Gramm.

Sporttreibende sind also keine homogene Gruppe. Neben dem Körperbau und der Sportart hängt der Proteinbedarf auch vom Umfang, der Intensität und dem Ziel des Trainings ab. Daher gibt es keine starre Empfehlung für alle, sondern eine Spanne, innerhalb derer die Proteinzufuhr flexibel auf die individuelle Situation angepasst werden sollte – dabei kann eine auf Sporternährung spezialisierte Ernährungsberatung helfen.

In manchen Situationen des Leistungssports kann vorübergehend eine noch höhere Tageszufuhr als 2,0 Gramm Proteine pro Kilogramm Körpergewicht sinnvoll sein. Zum Beispiel zu Beginn einer Krafttrainingsphase (nicht dauerhaft!), bei Verletzungen oder wenn eine Gewichtsabnahme angestrebt wird, bei der die Muskelmasse aber erhalten werden soll. Wenn der Körper zum Abnehmen im Hungerzustand ist, etwa, um im Leistungssport ein bestimmtes „Gewicht zu machen", stellt er seinen Stoffwechsel auf den Abbau von Proteinen als Energiequelle ein. Das ist wegen des Abbaus von Muskelsubstanz unerwünscht. Deshalb kann bei reduzierter Kalorienzufuhr ein erhöhter Proteinanteil zielführend sein, damit der Körper eher die Fettreserven als die Proteinreserven verbrennt.

Im Ausdauersport sind die Proteine häufig nicht so prominent wie im Kraftsport. Bezogen auf das Körpergewicht unterscheidet sich die empfohlene Zufuhr trotzdem nicht grundsätzlich, denn Proteine sind auch bei Ausdauerbelastungen wichtig: Vor allem bei entleerten Kohlenhydratspeichern verwertet der Körper auch Muskelproteine als Energiequelle. So werden beim Marathonlauf etwa 20 Gramm Aminosäuren verbrannt. Allerdings wiegen Sportlerinnen und Sportler im Ausdauerbereich meist deutlich weniger als jene im Kraftsport. Daher ist die benötigte absolute Proteinmenge im Ausdauersport meist deutlich geringer als im Kraftsport. Direkt beim oder nach dem Sport besonders proteinreich zu essen oder zu trinken ist nicht nötig, da spielen im Ausdauersport die Kohlenhydrate eine größere Rolle.

Im Extremsport könnten laut mancher Studienergebnisse sowohl Ausdauerathleten als auch Kraftsportlerinnen sogar von sehr hohen Proteindosierungen bis zu 3 Gramm pro Kilogramm Körpergewicht täglich profitieren. Expertengremien empfehlen das aber nicht, weil es dafür insgesamt keine ausreichenden Beweise gibt.

Zu beachten ist auch: Während der Körper Kohlenhydrate und Fett rückstandslos zu Wasser und Kohlendioxid verbrennen kann, entsteht beim Abbau von Proteinen immer Ammoniak. Dieser muss als Harnstoff entgiftet und über den Urin ausgeschieden werden.

EINE LANGFRISTIG EXZESSIVE PROTEINDOSIS belastet den Körper unnötig – vor allem die Nieren. Bei sehr hoher Proteinzufuhr sollte man die Nierenfunktion ärztlich abklären lassen und unbedingt ausreichend trinken. Außerdem kann die hohe Zufuhr einzelner Aminosäuren die Aminosäurenprofile im Blut und in den Geweben aus der Balance bringen, was wiederum den gewünschten Muskelaufbau behindert.

Training + Proteine = Muskeln

Vor allem im Kraftsport glauben viele Menschen, sie müssten zwecks Muskelaufbau viel mehr Proteine zu sich nehmen, als ihnen die normale Ernährung liefern kann. Bei intensivem Training haben aber alle Sporttreibenden einen erhöhten Kalorienbedarf. Sie nehmen also allein dadurch, dass sie mehr essen, mehr Proteine zu sich.

Doch welche Menge an zusätzlichen Proteinen braucht man – rechnerisch – eigentlich, um Muskelmasse aufzubauen? Angenommen, das Ziel ist ein Muskelaufbau von 2 Kilogramm innerhalb eines Jahres. Da Muskeln zu einem Fünftel aus Proteinen bestehen, entsprechen 2 Kilogramm Muskeln etwa 400 Gramm an zusätzlich eingebauten Proteinen pro Jahr. Das ist kaum mehr als 1 Gramm pro Tag! Bei normaler Ernährung müssen Trainierende aus Sicht dieser Bilanz also keine zusätzlichen Proteine essen. Ganz anders übrigens eine stillende Mutter: Geht man davon aus, dass sie pro Tag 1,5 Liter Milch mit einem Proteingehalt von 1 Prozent bildet, braucht eine stillende Mutter

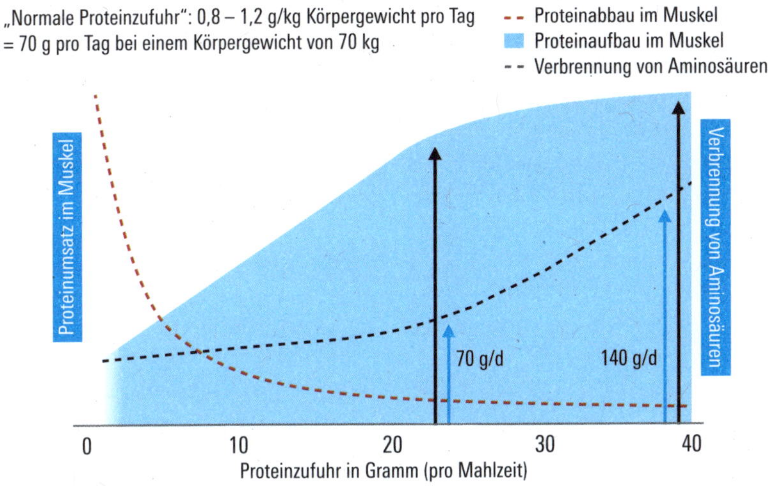

Die optimale Proteinzufuhr für den Erhalt der Muskelproteine liegt bei 20 bis 30 Gramm pro Mahlzeit.

zusätzlich 15 Gramm Proteine pro Tag.

Selbst wer leistungsmäßig Kraftsport betreibt, braucht also keine Megadosen an Proteinen. Analysen zeigten, dass bereits bei einer täglichen Proteinzufuhr von 1,6 Gramm pro Kilogramm Muskelmasse und Muskelkraft nicht weiter wachsen. Und Studien zum Krafttraining zeigten, dass eine zusätzliche Zufuhr von circa 0,25 bis 0,3 Gramm pro Kilogramm Körpergewicht, entsprechend 15 bis 25 Gramm Proteinen pro Tag, ausreicht, um den Proteinaufbau in den Muskeln zu erhöhen.

Tatsächlich bringt es gar nichts, viel mehr Proteine auf einmal zu essen: Nach einer Mahlzeit ist der Aufbau von Muskelproteinen zwar erhöht und der Proteinabbau wird durch den angestiegenen Insulinspiegel gehemmt. Der maximal mögliche Effekt auf den Proteinaufbau wird jedoch bei einer Proteinmenge von etwa 30 Gramm pro Mahlzeit erreicht. Bei einer höheren Proteinzufuhr verbrennt der Körper die Aminosäuren mehr und mehr. Das bedeutet: Das zugeführte Protein hat keinen weiteren muskelaufbauenden Effekt. Mit anderen Worten: Mit Proteinpulver verheizen Sie Ihr Geld.

Einige Aminosäuren – und insbesondere Leucin – haben einen direkten Effekt auf den Aufbau von Muskelproteinen. Deshalb ist es wichtig, dass in den Proteinen reichlich unentbehrliche Aminosäuren und auch 3 Gramm Leucin stecken.

ACHTUNG! Eine erhöhte Proteinzufuhr allein bewirkt keinen Muskelzuwachs! Der Muskel braucht den Trainingsreiz – er muss belastet werden, damit er neue Muskeln aufbaut. Erst die Kombination von Training und Proteinzufuhr ermöglicht Anpassungen des Körpers und Verbesserungen der körperlichen Leistungsfähigkeit.

Muskelbooster Leucin

Einige Aminosäuren wirken besonders effektiv auf den Proteinaufbau, vor allem die verzweigtkettige Aminosäure Leucin. Leucin stimuliert die Muskeln zum Aufbau von Proteinen, weil sie den Schalter mTorc1 aktiviert (siehe Seite 13). Dafür sind entsprechend der Literatur 3 Gramm ideal. Es ist jedoch gleichzeitig darauf zu achten, dass alle unentbehrlichen Aminosäuren vorhanden sind, da Leucin allein den Proteinaufbau nicht so effektiv steigert wie Leucin gemeinsam mit anderen Aminosäuren. Leucin steckt vor allem in tierischen Lebensmitteln, also Fisch, Fleisch, Milch- und Milchprodukten sowie Eiern. Die Proteine der Molke bestehen zum Großteil aus dieser Aminosäure. Leucin kann aber auch aus pflanzlichen Proteinquellen wie Hülsenfrüchten und Nüssen bezogen werden.

Die für den Muskelstoffwechsel von Sporttreibenden wichtigen 3 Gramm Leucin stecken beispielsweise jeweils in:

- **300 g Hüttenkäse**
- **165 g Rindfleisch**
- **5 Eiern**
- **210 g Kabeljau**
- **0,9 l Milch**
- **230 g Magerquark**
- **110 g Handkäse**
- **265 g Haferflocken**
- **150 g Linsen**
- **180 g Erbsen**

Beispiele für eine optimale Proteinmahlzeit

Hier finden Sie Möglichkeiten, um die für den Muskelaufbau optimalen 20 bis 30 Gramm Proteine und Leucin in einer Mahlzeit aufzunehmen.

Lebensmittel bzw. Gericht	Proteingehalt	Leucingehalt
Nudeln (250 g) mit Lachs (125 g)	39 g	2,8 g
Ofenkartoffeln (250 g) mit Quark (150 g)	25 g	2,3 g
Bratkartoffeln (200 g) mit Ei (60 g)	19 g	1,7 g
Skyr (200 g)	20 g	1,9 g
Früchtequark (250 g)	15 g	1,4 g
Buttermilch (500 g)	17 g	1,8 g
fettarme Milch (500 g)	17 g	1,6 g
Haferflocken (60 g) mit Milch (250 ml)	16 g	1,5 g
belegtes Vollkornbrot (2 x 55 g) mit Schnittkäse (30 g)	15 g	1,2 g
belegtes Vollkornbrot (2 x 55 g) mit Quark (50 g)	14 g	1,2 g
Naturjoghurt (250 g) mit Mandelkernen (25 g)	14 g	1,3 g
Vegane Varianten		
Vollkornbrot (2 x 55 g) mit Erdnussmus (25 g)	15 g	1,0 g
Sojajoghurt (400 g)	16 g	1,0 g
Vollkornbrot (2 x 55 g) mit Kichererbsencreme (50 g)	11 g	0,8 g
Haferflocken (60 g) mit Mandeldrink (300 g)	11 g	0,8 g
Cashewnüsse (100 g)	21 g	1,5 g
Weiße Bohnen (210 g), gegart	20 g	1,9 g
Tofu (130 g)	20 g	1,6 g

Zu der Vielzahl an Nahrungsergänzungsmitteln, die insbesondere für Kraftsporttreibende auf dem Markt sind, gehören auch Präparate mit Leucin beziehungsweise den verzweigtkettigen Aminosäuren. Ihnen wird eine leistungssteigernde Wirkung nachgesagt – die jedoch wissenschaftlich nicht bewiesen ist. Leucin oder verzweigtkettige Aminosäuren isoliert aufzunehmen, wird daher nicht empfohlen.

Timing der Proteinzufuhr – großes anaboles Fenster

Muskeln können nach dem Training besonders viele Proteine aufbauen. Dieser gesteigerte Aufbau von Muskelproteinen hat seinen Höhepunkt zwei bis vier Stunden nach der Belastung und dauert insgesamt bis zu 24 Stunden, möglicherweise sogar noch länger. Man spricht dabei vom „anabolen Fenster", in dem die Muskeln besonders sensitiv gegenüber Nahrungsproteinen sind. Dieses zeitliche Fenster ist für Proteine recht lange geöffnet (für Kohlenhydrate sind es nur zwei Stunden nach der Belastung). Deshalb macht es Sinn, mehrmals am Tag proteinreiche Lebensmittel zu essen.

Die allgemeine Empfehlung lautet, vier- bis sechsmal pro Tag im Abstand von drei bis vier Stunden je 0,3 Gramm Proteine pro Kilogramm Körpergewicht in Form von Mahlzeiten und Snacks zu sich zu nehmen. Dies entspricht etwa 20 bis 30 Gramm Proteinen pro Mahlzeit oder Snack. Die Proteinration sollte reich an unentbehrlichen Aminosäuren inklusive Leucin sein.

Um die Muskeln nach einem Training im Kraftsport maximal zum Proteinaufbau zu stimulieren, kann unmittelbar nach dem Training eine entsprechende Menge an Proteinen verzehrt werden. Nach einer Mahlzeit

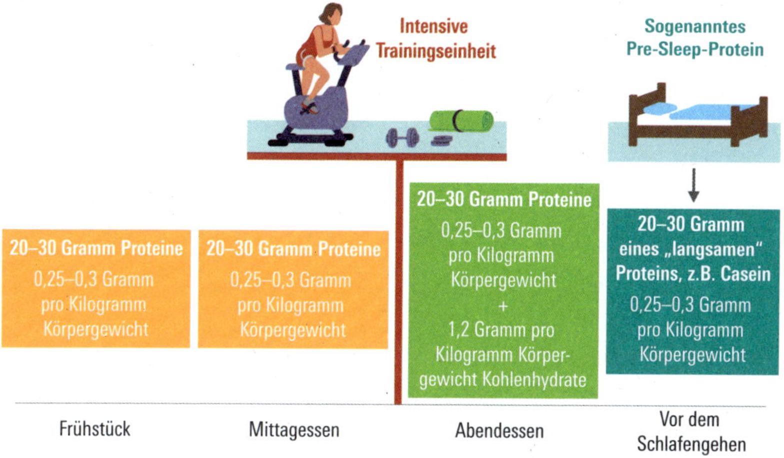

Empfehlungen zur Verteilung der Proteinzufuhr über den Tag.

ist der Proteinaufbau im Muskel, wie schon beschrieben, erhöht und gleichzeitig ist der Proteinabbau durch das Hormon Insulin gehemmt. Insulin wird durchs Essen vermehrt ausgeschüttet und sorgt dafür, dass Kohlenhydrate und Fette in die Muskelzellen kommen. So hemmt eine Mahlzeit nach einem intensiven Ausdauertraining oder Krafttraining den Abbau von Muskelproteinen. Nach dem Training sind vorwiegend gut verdauliche Proteine geeignet.

Um den nächtlichen Proteinabbau zu limitieren, eignet sich auch eine Proteinmahlzeit vor dem Zubettgehen. Dafür sind langsam verdauliche Proteine wie Casein geeignet, die dafür sorgen sollen, dass auch noch Stunden nach der Belastung Aminosäuren für den Aufbau von Muskelproteinen da sind.

Aus den zuvor genannten Gründen trinken viele Kraftsportlerinnen und Kraftsportler direkt nach einer Trainingseinheit Proteinshakes aus schnell absorbierbaren Proteinquellen wie zum Beispiel aus Molkenproteinhydrolysat oder vor der Nachtruhe ein Getränk auf Caseinbasis. Grundsätzlich können aber die üblichen Lebensmittel den Proteinbedarf decken.

DAS TIMING DER PROTEINZUFUHR sollte nicht zu streng oder dogmatisch gehandhabt werden. Zwar ist es unbestritten sinnvoll, im zeitlichen Zusammenhang mit einer körperlichen Belastung Proteine aufzunehmen – etwa, um den Aufbau von Muskelproteinen zu unterstützen. Ob das jedoch vor, direkt nach oder erst ein paar Stunden nach dem Training erfolgt, scheint nach aktuellem Wissensstand keinen entscheidenden Unterschied zu machen. Wichtig ist vielmehr, über den Tag verteilt möglichst hochwertige, gut verdauliche proteinreiche Lebensmittel mit hohem Gehalt an unentbehrlichen Aminosäuren zu verzehren.

Ein häufiges Argument für eine hohe Proteindosis nach dem Training ist eine verbesserte „Regeneration". Welche Rolle Proteine für die Erholung oder die verbesserte Leistungsfähigkeit bei nachfolgenden körperlichen Belastungen spielen, ist wissenschaftlich aber umstritten. Es gibt zwar verschiedene Studien, aber die sind so unterschiedlich, dass ihre Ergebnisse nicht vergleichbar sind und sich kein klares Bild ergibt.

Food first – Proteinquellen im Sport

Grundsätzlich gelten im Sport – auch im Leistungssport – die allgemeinen Ernährungsempfehlungen für eine abwechslungsreiche Ernährung mit viel Gemüse, Obst, Hülsenfrüchten, Getreideprodukten, Nüssen und Samen sowie Milch- und Milchprodukten, Ei, Fisch und magerem Fleisch. Durch den Sport steigt der Kalorienbedarf. Dadurch sind die Essmengen größer, wodurch mit den üblichen Lebensmitteln meistens der höhere Bedarf an Proteinen und anderen Nährstoffen wie Kohlenhydraten und Mikronährstoffen gedeckt werden kann.

Dennoch wird seit Jahrzehnten spekuliert und geforscht, ob es die „perfekte" Proteinquelle für Sporttreibende gibt – also eine spezielle Zusammensetzung, die sich besonders gut auf bestimmte körperliche Prozesse im Sport auswirkt. Aber zu vielen Fragen gibt es bisher keine abschließenden Antworten. Aus wissenschaftlicher Sicht besteht jedoch Konsens, dass eine ausgewogene Ernährung, die reich an hochwertigen Proteinen ist, immer die erste Wahl bei der Proteinzufuhr sein sollte. Es gilt also, die eventuell erhöhte Proteinzufuhr in erster Linie durch eine optimierte Auswahl der üblichen Lebensmittel zu erreichen.

EINE ABWECHSLUNGSREICHE ERNÄHRUNG ist die Grundlage für einen leistungsfähigen Körper und Geist. Sie liefert einen Mix aus Nähr- und Wirkstoffen, darunter die Proteine für den Muskelaufbau und auch Kohlenhydrate, die als Energiespender das Muskelprotein schützen. Wenn die Basisernährung nicht stimmt, kann auch der beste Eiweißshake auf Dauer keine Wunder bewirken.

Die beste Wahl für Sporttreibende ist – nach heutiger Sichtweise – wahrscheinlich eine Mischung verschiedener Proteinquellen mit unterschiedlicher Aminosäurenzusammensetzung aus schnell und langsam verdaulichen Proteinen. Dies gelingt am sichersten und sinnvollsten durch eine abwechslungsreiche, ausgewogene Ernährung. Daneben sind auch der Kaloriengehalt sowie der Anteil an Kohlenhydraten, Fett, Mikronährstoffen, bioaktiven Peptiden und sekundären Pflanzenstoffen in den Lebensmitteln zu berücksichtigen.

Nach derzeitigem Kenntnisstand zur Sporternährung bieten tierische Proteine keinen eindeutigen Vorteil gegenüber pflanzlichen Proteinen. Das Positive an tierischen Lebensmitteln wie Milch, Fleisch und Fisch ist ihr höherer Gehalt an unentbehrlichen Aminosäuren, vor allem Leucin. Die unentbehrlichen Aminosäuren stimulieren den Muskelproteinaufbau, wobei Leucin eine Schlüsselrolle einnimmt. Positiv an pflanzlichen Lebensmitteln ist, dass sie meist fettärmer, reich an Kohlenhydraten, Ballaststoffen und Vitaminen sind und zugleich weniger gesättigte Fettsäuren enthalten. Die für den Muskelstoffwechsel von Sporttreibenden wichtige Aminosäure Leucin kann auch durch pflanzliche Proteinquellen zur Verfügung gestellt werden. Wichtig ist, die Ergänzungswirkung verschiedener pflanzlicher Proteinquellen zu beachten (siehe „Gut kombiniert" Seite 91).

DER KÖRPER NIMMT AMINOSÄUREN IN FLÜSSIGER FORM schneller auf als in fester Form. Daher sind fettarme Milch (verträglicher) oder gesäuerte Milchprodukte wie Joghurt nach dem Sport eine gute Proteinquelle und unterstützen den Aufbau von Muskelproteinen.

Aus physiologischer Sicht gibt es keinen Grund, die alltägliche Ernährung im Sport mit Protein- oder Aminosäurenpräparaten zu ergänzen oder auf spezielle Sportnahrung zurückzugreifen. Nur in speziellen Fällen könnte es mit der Deckung des Bedarfs an Proteinen und unentbehrlichen Aminosäuren schwierig werden, sodass eine Ergänzung etwa durch bestimmte Proteinpräparate oder Riegel sinnvoll sein kann. Das betrifft Sportlerinnen und Sportler

- mit längerfristiger kalorienreduzierter Diät zum Abnehmen, etwa in Sportarten wie Skispringen oder dem Turnen, in denen es auf ein bestimmtes Gewicht ankommt.
- bei besonders intensiven oder neuen Trainingsinhalten.
- für die aus zeitlichen oder praktischen Gründen der Verzehr von natürlichen und gegebenenfalls kühlungspflichtigen Lebensmitteln wie Milchprodukten nicht möglich ist, etwa auf Reisen.
- in Situationen, in denen gewohnte natürliche Lebensmittel nicht verfügbar sind, zum Beispiel im Höhentrainingslager.
- mit Unverträglichkeiten, Ablehnung wichtiger proteinhaltiger Lebensmittel oder einseitiger Ernährung mit nährstoffarmen Lebensmitteln.
- mit veganer Ernährungsweise bei Nichtbeachtung der Kombination bestimmter pflanzlicher Proteinquellen.

Sportnahrung auf Proteinbasis gibt es als Pulver, Fertiggetränke und Riegel. Sie enthalten hauptsächlich Molkenprotein, Casein oder Sojaprotein. Bei Sportnahrung aus Molkenprotein wird zwischen Konzentrat, Isolat und Hydrolysat unterschieden. Konzentrat entsteht aus Ultrafiltration, Isolat durch einen weiteren Filtrationsprozess und im teureren Hydrolysat sind die Proteine bereits gespalten – sozusagen „vorverdaut“, sodass der Körper sie schneller (aber nicht umfangreicher) aufnehmen kann. Casein wird auch als Hydrolysat angeboten, Sojaprotein als Konzentrat und Isolat. Um die Proteinqualität aufzuwerten, wird manchen Produkten auf Sojaproteinbasis Leucin zugesetzt.

Wie erwähnt, sind proteinhaltige Pulver und Riegel nicht zwingend erforderlich, um den Proteinbedarf zu decken, können aber in den genannten Situationen eine sinnvolle Ergänzung sein. Allerdings sollte das nicht dazu führen, gewohnheitsmäßig in größerem Umfang solche Präparate zu konsumieren: Denn dann kann es leicht passieren, dass die üblichen Lebensmittel und damit die Vielfalt wertvoller Nährstoffe – von Vitaminen und Mineralstoffen bis hin zu Fettsäuren, Ballaststoffen und sekundären Pflanzenstoffen – in der Ernährung zu kurz kommen. Daneben gibt es leider die Gefahr, dass etwa für den Sport angebotene Proteinpulver gesundheitsgefährdende und verbotene Substanzen enthalten können – dazu im Folgenden mehr.

Mit Pillen und Pulver zu größerem Erfolg?

Menschen, die Sport treiben – auch die meisten im Leistungssport – sind keine Risikogruppe für eine Unterversorgung mit Proteinen oder anderen Nährstoffen. Dennoch zeigen Studien, dass Breiten- und sehr viele Leistungssporttreibende regelmäßig Nahrungsergänzungsmittel einnehmen und vor allem auf Proteinpulver und Kombipräparate zurückgreifen. Sie hoffen, damit möglichen Mängeln vorzubeugen, ihre Leistung zu optimieren, sich besser regenerieren oder Infekte verhindern zu können. Hinzu kommt, dass zahlreiche Nahrungsergänzungsmittel für jede Trainingssituation – also für vorher (Pre-Work-out), währenddessen (Intra-Work-out) und danach (Post-Work-out) – auf dem Markt feilgeboten werden, die ein, „Besser-höher-schneller-weiter“ versprechen. Etwa, indem sie die Energiereserven vergrößern, das Muskelgewebe vermehren oder durch Sport verursachte Zellschäden reparieren sollen. Die meisten Produkte sind teuer und nutzlos, und manche auch riskant.

> **„WENN EIN SUPPLEMENT WIRKT,** ist es vermutlich verboten. Wenn es nicht verboten ist, wirkt es vermutlich nicht.“ (Professor Ron J. Maughan, Experte für Sporternährung und Honorarprofessor an der School of Medicine der University St. Andrews.)

Gesundheits- und Dopinggefahr

Die Risiken durch Nahrungsergänzungsmittel betreffen sowohl die Gesundheit als auch die sportliche Karriere. Gesundheitlich riskant kann eine Überversorgung mit einzelnen Nährstoffen sein, aber auch die Aufnahme gesundheitsschädlicher Substanzen: Zum einen werden gefährliche Produkte, zum Beispiel versetzt mit muskelaufbauenden Anabolika, illegalerweise frei im Internet verkauft. Zum anderen enthalten Sport-Nahrungsergänzungsmittel häufig nicht deklarierte Zutaten – genauer gesagt Dopingsubstanzen, um die Wirkung zu verstärken (zum Beispiel Dimethylamylamin, DMAA, oder Synephrin). So bringen sich Leistungssporttreibende mit solchen Produkten in Gefahr, unbeabsichtigt gegen die Anti-Dopingregeln zu verstoßen.

Im Jahr 2021 hat das Bundesamt für Verbraucherschutz und Lebensmittelsicherheit (BVL) 87 „Pre-Work-out-Booster“ untersucht, die meist online oder in speziellen Body- und Fitnessshops erhältlich sind. Sie sollen angeblich Muskelmasse, -kraft und -ausdauer beim Sport steigern. Doch fast die Hälfte (45 Prozent) der angeblich leistungssteigernden Nahrungsergänzungsmittel enthielt potenziell gesundheitsgefährdende Stoffe. Mehr als jede fünfte Probe (22 Prozent) enthielt gleich mehrere dieser Stoffe – am häufigsten Dimethylaminoethanol (DMAE) und Synephrin. DMAE kann Muskelverspannungen und -zuckungen sowie Schlaflosigkeit und Magenschäden verursachen. Synephrin, häufig kombiniert mit Koffein, kann zu schweren Herzschäden führen.

IN DEUTSCHLAND KANN DIE „KÖLNER LISTE" unter www.koelnerliste.com Orientierung bei der Nutzung von Nahrungsergänzungsmitteln mit geringem Risiko für Doping und Gesundheitsschäden geben. Die „Kölner Liste" stellt jedoch keine Garantie und erst recht keine Empfehlung für ein Produkt oder den Einsatz von Nahrungsergänzungsmitteln im Sport dar. Eine Prüfung auf Schadstoffe liegt der Aufnahme in die Liste nicht zugrunde.

Wenn Millisekunden zählen – ergogener Kick

Bis dato erwies sich nur für eine Handvoll der Substanzen, die als leistungssteigernd angepriesen werden, tatsächlich ein eindeutiger sportlicher Nutzen – und das wiederum nur für spezielle sportliche Belastungen und besondere Situationen im Leistungssport. Internationale Fachgesellschaften für Sporternährung wie das „Australian Institute of Sport" und die „Swiss Sports Nutrition Society" weisen darauf hin, dass deren Einsatz zur Leistungsoptimierung aber immer nur individualisiert und unter Leitung einer in Sporternährung qualifizierten Fachkraft erfolgen sollte!

Zu den ergogenen – also leistungssteigernden – Substanzen mit wissenschaftlich bewiesenem Nutzen gehören neben Koffein, Bicarbonat/Natriumcitrat und Glycerol auch die nichtproteinogene Aminosäure ß-Alanin und das Protein Kreatin. Für Carnitin, Kollagen und N-Acetylcystein gibt es Anhaltspunkte, aber keine Belege – sie sollten nur unter kontrollierten Bedingungen zu Forschungszwecken eingesetzt werden. Auch die Nutzung der Stoffe mit erwiesenem Nutzen sollte gut überlegt sein, da die individuelle Verträglichkeit kritisch sein kann und jede Wirkung auch Nebenwirkungen haben kann. Außerdem besteht immer das Risiko, ein verunreinigtes Nahrungsergänzungsmittel zu konsumieren.

ß-Alanin

Die Aminosäure ß-Alanin bildet zusammen mit der Aminosäure Histidin das Dipeptid Carnosin. Carnosin kommt fast ausschließlich in Muskeln von Mensch und Tier vor. Dort puffert Carnosin Säuren ab: Es kann die Milchsäure (Laktat) eliminieren, die bei hochintensiven anaeroben Belastungen entsteht und die Leistung limitieren kann.

CARNOSIN KOMMT FAST NUR IN FLEISCH VOR. „Caro" ist das lateinische Wort für Fleisch. Der Carnosingehalt in den Muskeln hängt daher neben dem Geschlecht (höher bei Männern), dem Alter (geringer im Alter) und dem Trainingsstatus (höher bei Sprintenden als bei Ausdauersporttreibenden) von der Ernährung ab (geringer bei fleischfreier Ernährung).

Studien zeigten, dass eine ergänzende Aufnahme (Supplementierung) von ß-Alanin, dessen Verfügbarkeit das Tempo der Carnosinbildung bestimmt, den Carnosingehalt in den Muskeln steigern kann. Dadurch ermüden die Muskeln nicht so schnell und die Leistungskapazität bei bestimmten Belastungen verbesserte sich. Dabei handelt es sich um hochintensive kontinuierliche wie auch sich wiederholende Belastungen von einer halben Minute bis zu zehn Minuten, also zum Beispiel beim Mittelstreckenlauf, Bahnradfahren, Rudern, Schwimmen, Sprintserien oder Krafttraining. Außerdem konnten in Studien Sprints während und am Ende von Ausdauerleistungen länger aufrechterhalten werden.

Profitieren können eher weniger gut Trainierte, denn bei gut trainierten Menschen gibt es kaum einen Effekt auf die Leistungskapazität. Auch gibt es sogenannte High- und Low-Responder, also manche, bei denen sich der Carnosingehalt in den Muskeln durch ß-Alanin deutlich erhöht, während andere kaum darauf ansprechen. Nebenwirkungen können unangenehme Körperempfindungen, sogenannte Parästhesien, im Gesicht, am Hals und auf dem Handrücken sein.

Kreatin

Kreatin ist im menschlichen Körper in den Muskeln besonders hoch konzentriert. Dort kommt es als Kreatinphosphat vor und trägt dazu bei, kurzfristig Energie zu gewinnen (siehe auch Seite 118). Erhöht sich der Gehalt von Kreatinphosphat in Muskelzellen, kann das zum einen kurze – bis zu 30 Sekunden dauernde – hochintensive oder sich schnell wiederholende Kraft- und Sprintleistungen verbessern. Zum anderen kann es den Aufbau von Muskelmasse unterstützen.

Ein erhöhter Gehalt von Kreatinphosphat in Muskelzellen kann durch Supplementierung von Kreatinmonohydrat, das der Körper fast vollständig als solches verwerten kann, erzielt werden – jedoch nur bei vorab relativ niedrigen Gehalten. Ansonsten bringt die zusätzliche Kreatingabe meist keine Leistungsverbesserung (daher profitieren Sporttreibende, die sich vegetarisch oder vegan ernähren, mehr als Fleischessende). Auch ist die Wirkung bisher nur für ganz bestimmte sportliche Belastungen nachgewiesen, wie oben erwähnt. Eine Nebenwirkung kann Gewichtszunahme durch Wassereinlagerung sein, auch Magen-Darm-Beschwerden oder Muskelprobleme wurden berichtet. Je nach Sportart und vor allem sportlichen Intentionen sollte eine Kreatineinnahme im Leistungssport immer individuell geprüft und angewendet werden.

Carnitin und Kollagen

Für Carnitin und Kollagen (siehe Seite 114 und Seite 116) sowie Kollagen und N-Acetylcystein gibt es Hinweise, dass ihr Einsatz im Sport wirksam sein könnte, aber das ist bislang nicht eindeutig nachgewiesen und erfordert weitere Aufklärung. Deshalb sollten diese Substanzen im Leistungssport nur zu Forschungszwecken oder unter Anleitung und Überwachung durch eine Fachperson auf personalisierte Art und Weise eingesetzt werden.

Studien der letzten Jahre zu L-Carnitin zeigten: Um überhaupt in die Muskelzellen aufgenommen zu werden und tatsächlich den Stoffwechsel beeinflussen zu können, muss L-Carnitin zusammen mit großen Mengen an Zuckerlösung, die den Insulinspiegel erhöht, über mehrere Monate eingenommen werden. Ob und wie L-Carnitin die Leistung beeinflusst, ist allerdings nach wie vor unklar. Inaktives D-Carnitin kann schädliche Wirkungen haben und das aktive L-Carnitin behindern. Deshalb sollte, wenn überhaupt, nur reines L-Carnitin von pharmazeutischer Qualität zum Einsatz kommen.

Nach dem Krafttraining ist der Kollagenaufbau in den Skelettmuskeln und im Bindegewebe erhöht. Es wird angenommen, dass die Aminosäuren und Peptide aus zusätzlich aufgenommenem Kollagen in Kombination mit Training zum Aufbau und zur Vorbeugung von Verletzungen der Muskeln, Knochen, Knorpel und Sehnen beitragen können. Allerdings sind die wissenschaftlichen Erkenntnisse – wie erwähnt – schwach und erlauben keine konkrete Empfehlung zur Nahrungsergänzung mit Kollagen. Nebenwirkungen sind bislang keine bekannt.

Die Australian Sports Commission (ASC) hat auch N-Acetylcystein als potenziell leistungssteigernd im Sport eingestuft. Acetylcystein (abgekürzt ACC) ist eine künstlich hergestellte Aminosäure, die Ihnen vielleicht unter anderem als schleimlösender Arzneistoff bei Atemwegserkrankungen bekannt ist. N-Acetylcystein könnte möglicherweise leistungssteigernd wirken, weil sie antioxidativ und entzündungshemmend wirken kann. Man weiß es aber nicht genau. Nebenwirkungen wie Magen-Darm-Beschwerden können auftreten. Der gewohnheitsmäßige Gebrauch wird auf keinen Fall empfohlen.

ANGESICHTS DER WENIGEN ZUVOR ERWÄHNTEN isolierten Proteine und Aminosäuren mit erwiesenermaßen oder möglicherweise leistungssteigernder Wirkung wird klar, dass der Großteil der vielfältigen Proteinsupplemente für Sporttreibende, ihre Versprechen nicht halten kann.

Proteine im Alter

Muskelabbau im Alter ist normal – aber das Ausmaß können Sie mitbestimmen. Wer sich proteinreich ernährt und in Bewegung bleibt, kann Kraft und Lebensqualität fördern. Dieses Kapitel zeigt, warum Proteine im Alter wichtiger werden und wie eine angemessene Zufuhr gelingen kann.

Kraftquelle für den Körper

Das Altern beginnt mit der Geburt. Es verläuft von Mensch zu Mensch unterschiedlich schnell. Verschiedene Faktoren beeinflussen den Alterungsprozess, von den Genen und Krankheiten über die Lebenssituation einschließlich der Arbeit bis hin zum Lebensstil mit Rauchen, Bewegung und Ernährung. So hängt es nicht nur von der Anzahl der Lebensjahre ab, wann die Haare ergrauen, die Haut Falten wirft und der Bauch bei gleichem Gewicht dicker wird, während die Muskeln schrumpfen. Ab wann jemand „alt" ist beziehungsweise wann der Lebensabschnitt „Alter" beginnt, ist sehr individuell, sowohl, was die sichtbaren Zeichen als auch das eigene Empfinden betrifft. Geht man jedoch ganz allgemein nach einer Definition der Weltgesundheitsorganisation, ist das „Alter" die Zeit ab dem 65. Lebensjahr.

Muskelabbau bremsen

Mit den Jahren verändert sich der Körper unweigerlich. Die Muskeln und die Knochen bauen ab, Körperfett – vor allem um den Bauch herum – wird mehr. Schon ab dem 30. Lebensjahr nimmt die Muskelmasse ab – jährlich um etwa 1 bis 2 Prozent. Das heißt, im Alter von etwa 75 Jahren kann die Muskelmasse um bis zu 40 Prozent abgenommen haben. So ist es nicht verwunderlich, dass die Kraft mit dem Alter nachlässt. Das kann eine bedenkliche Spirale in Gang setzen: Alles wird mühsamer, sodass unnötige Aktivität vermieden wird – dadurch bauen die Muskeln aber noch schneller ab. Das wiederum lässt Gelenke schneller verschleißen, und es führt leichter zum Stolpern und zu Stürzen, was die Bewegung noch weiter einschränkt. Die Muskeln werden immer weniger benutzt und verschwinden schneller als bei einem alten Menschen, der körperlich aktiv sein kann. Außerdem reagieren die Muskelzellen im Alter nicht mehr so stark auf Proteine und die damit gelieferten Aminosäuren aus der Ernährung.

Die gute Nachricht: Wie stark die Muskeln abbauen, ist beeinflussbar. Die Muskeln lassen sich in jedem Alter trainieren, sodass sich der altersbedingte Abbau zumindest verlangsamen lässt. Wenn Sie bisher keinen Sport getrieben haben, müssen Sie im Alter nicht mit dem Joggen anfangen. Im Vordergrund steht vielmehr, die Muskelkraft und Beweglichkeit zu erhalten – mit gezielten Kraft-, Ausdauer-, Gleichgewichts- und Koordinationsübungen. Das geht an Geräten im Fitnessstudio oder, wenn Sie das nicht mögen oder nicht können, einfach zu Hause. Die Tabelle auf dieser Seite zeigt Beispiele für geeignete körperliche Aktivitäten.

Durch die veränderte Zusammensetzung des Körpers sinkt der Kalorienbedarf. Der Grundumsatz – also das, was der Körper in Ruhe verbraucht – geht mit zunehmendem Alter nach und nach zurück. Die Verringerung beträgt innerhalb von

Körperliches Training im Alltag

Schon einfache Aktivitäten im Alltag können helfen, Ihre körperliche Fitness zu verbessern. Hier sehen Sie, wie Sie Ausdauer, Kraft und Gleichgewicht ganz ohne Fitnessstudio trainieren können. Bei den Kraft- und Gleichgewichtsübungen gilt: Halten Sie sich, wenn nötig, an der Wand oder einem Stuhl fest.

Ausdauertraining	Krafttraining	Gleichgewichtstraining
• Spazierengehen • Hausarbeiten wie Staubsaugen und Putzen oder Gartenarbeiten • Radfahren • Schwimmen	• Einen Tennisball mit der Hand zusammendrücken • Arme (im Stehen oder auf einem Stuhl sitzend) über den Kopf heben • Aus dem Sitzen vom Stuhl aufstehen (mehrmals wiederholen) • Bein im Stehen seitlich anheben • Auf den Zehenspitzen stehen	• Auf einem Bein stehen • Auf den Fersen gehen • Seitlich gehen

zehn Lebensjahren ungefähr 2 Prozent. So ist der allgemeine Richtwert für die tägliche Kalorienzufuhr bei Menschen im Alter ab 65 Jahren um 200 bis 300 Kilokalorien geringer als bei jungen Erwachsenen. Die Menge der benötigten lebenswichtigen Nährstoffe wie Proteine sowie Vitamine und Mineralstoffe bleibt aber gleich oder erhöht sich sogar.

DAS VERSCHWINDEN DER MUSKELMASSE IM ALTER heißt in der Fachsprache auch Sarkopenie. Unter den 80-Jährigen ist etwa jeder Zweite davon betroffen. Gezielte Ernährung und Bewegung können helfen, den Muskelabbau zu verlangsamen.

Die Ernährung trägt dazu bei, die Muskeln zu unterstützen: Proteine als Lieferanten der Aminosäuren, aber auch Mikronährstoffe wie Calcium und Vitamin D sind beim Stoffwechsel des Muskels beteiligt und bauen Muskeln auf. Fehlt es an Proteinen aus der Ernährung, verstärkt das den Muskelabbau und die Gebrechlichkeit im Alter. Umgekehrt helfen ausreichend Proteine im Alter, den Prozessen des Muskelabbaus vorzubeugen oder sie zu verlangsamen.

Plus 25 Prozent

Wie im Kapitel „Proteinquellen erschließen“ ab Seite 65 erwähnt, braucht man im höheren Alter mehr Proteine beziehungsweise unentbehrliche Aminosäuren, um Muskeln aufzubauen und zu erhalten. Für gesunde Menschen ab 65 Jahren empfiehlt die Deutsche Gesellschaft für Ernährung täglich 1,0 Gramm pro Kilogramm Körpergewicht. Das sind 25 Prozent mehr als in jüngeren Jahren. Bezogen auf das Referenzgewicht sind das pro Tag 67 Gramm Proteine für Männer und 57 Gramm für Frauen.

Damit die Proteine im Körper optimal wirken können, ist auch eine bedarfsdeckende Kalorienzufuhr nötig. Denn wenn der Kalorienbedarf nicht gedeckt ist, baut der Körper vermehrt Proteine zum Energiegewinn ab. Um das zu vermeiden, muss also insgesamt genug gegessen werden. Je nach Aktivitätslevel des älteren Menschen liegt der Energiebedarf zwischen 25 und 35 Kilokalorien pro Kilogramm Körpergewicht.

Außerdem ist ausreichendes Trinken unerlässlich, nicht nur um die Abbauprodukte der proteinreichen

Ernährung mit dem Urin auszuscheiden, sondern damit Körper und Geist gut funktionieren können.

Auch der im Vergleich zu jüngeren Erwachsenen erhöhte Proteinbedarf im Alter kann im Prinzip mit der ganz normalen Ernährung gedeckt werden. Proteinangereicherte Lebensmittel wie Eiweißbrot und High-Protein-Pudding sind ebenso wie zusätzliche Präparate nicht nötig – sofern es keine Probleme oder Einschränkungen beim Essen gibt.

Leider treten solche Probleme oder Einschränkungen beim Essen mit hohem Alter jedoch immer häufiger auf, etwa fehlender Hunger und Appetit, Probleme beim Kauen und Schlucken, einseitige Mahlzeiten oder Schwierigkeiten mit der Verdauung. Akute und chronische Krankheiten können sich auf den Proteinbedarf auswirken (siehe „Menschen mit Krankheiten" Seite 71). So kann es sein, dass die Proteinzufuhr entweder begrenzt oder stark erhöht werden muss, Letzteres teilweise sogar auf bis zu 2 Gramm pro Kilogramm Körpergewicht pro Tag, wenn eine schwere Erkrankung, Verletzung oder Unterernährung vorliegt.

UM DIE ERNÄHRUNG BEI SPEZIELLEN KRANKHEITEN oder Störungen oder auch bei einem ungewollten Gewichtsverlust anzupassen, ist es am besten, sich ärztlichen Rat zu holen und eine Ernährungsfachkraft zu konsultieren. Können Menschen nicht mehr für sich selbst sorgen, müssen sie ohnehin eng begleitet werden. Die Angaben in diesem Kapitel sind daher nur für gesunde ältere Menschen relevant.

Es besteht zum Beispiel ein Mehrbedarf an Proteinen, wenn bei bereits vorliegender Sarkopenie oder Mangelernährung, die häufig bei Erkrankten und alten Menschen vorkommen, wieder Körpersubstanz aufgebaut werden soll. Wenn also wenig gegessen wird und der Proteinbedarf erhöht ist, dann können zum Beispiel proteinreiche Trinknahrung oder Shakes aus Proteinpulver – etwa mit Molkenprotein oder Kreatin – sinnvoll oder gar erforderlich sein. Das Proteinpulver kann auch in flüssige Speisen wie Suppe oder Joghurt eingerührt werden. Je nach Stoffwechsellage, Art und Schwere der Erkrankung ist der Proteinbedarf unterschiedlich groß, sodass die angemessene Proteinzufuhr im Einzelfall bestimmt werden muss.

Proteine zu jeder Mahlzeit

Gesunde Ältere können sich also durch eine insgesamt ausgewogene Ernährung mit überwiegend pflanzlichen, aber auch tierischen Lebensmitteln ausreichend mit Proteinen versorgen. Besonders gut eignen sich dafür zum Beispiel

- Milch und Milchprodukte, insbesondere Quark und Hartkäse sowie Flüssiges wie Kakao oder sonstige Milchmixgetränke,
- mageres Fleisch und Fisch, Geflügel, Eier,
- Getreide, Hülsenfrüchte wie Linsen, Erbsen, Bohnen,
- Nüsse und Samen sowie auch Kartoffeln.

Empfehlenswert ist es, wie im Kapitel „Proteinquellen erschließen“ bereits dargestellt, tierisches und pflanzliches Protein zu kombinieren, zum Beispiel Kartoffeln mit Ei oder Milch mit Getreide. Dann ist die Proteinqualität sogar höher als bei Fleisch allein. Eine vegetarische Ernährung kann die Proteinversorgung im Alter also auch gut absichern. Schwieriger ist es bei einer veganen Ernährung. Denn wenn weder Fleisch und Fisch noch Milch und Eier gegessen werden und die Essmenge insgesamt sinkt, muss das Essen sehr sorgfältig geplant werden, um ausreichend Proteine und andere lebensnotwendige Nährstoffe wie Calcium – ebenfalls für Muskeln und Knochen wichtig – zu liefern. Kleine Mengen tierischer Lebensmittel machen es leichter, ausreichend Proteine zu essen. Zumal die Proteindichte aufgrund des im Alter sinkenden Kalorienbedarfs höher sein muss.

Günstig für den Aufbau von Muskelproteinen ist es vermutlich, die tägliche Proteinmenge gleichmäßig über den Tag zu verteilen. Außerdem ist es wichtig, 25 bis 30 Gramm Proteine pro Mahlzeit zu verzehren – also zum Frühstück, Mittagessen und Abendessen. Auch nach einer körperlichen Aktivität und Krafttraining proteinreich zu essen, könnte den Muskelaufbau unterstützen. Die Tabelle auf Seite 179 zeigt beispielhaft, wie Sie auf 25 bis 30 Gramm Proteine pro Mahlzeit kommen können.

Beispiel für einen Tagesplan mit etwa 25 bis 30 Gramm Proteinen pro Mahlzeit

Um die Muskeln im Alter zu unterstützen, ist es wichtig, bei jeder Mahlzeit etwa 25 bis 30 Gramm Proteine zu sich zu nehmen. Die folgende Tabelle zeigt beispielhaft, wie Sie dies mit alltäglichen Lebensmitteln erreichen können.

Mahlzeit	Lebensmittel	Proteingehalt	
Frühstück	1 Scheibe Weizenmischbrot (55 g)	4 g	31 g
	1 Brötchen	3 g	
	250 ml Milch oder Sojadrink	8 g	
	1 Ei	7 g	
	30 g Hartkäse oder Erdnussmus	9 g	
Mittagessen	150 g Fleisch oder Fisch oder Tofu	23–36 g	27–43 g
	1 Portion Reis, Nudeln oder Kartoffeln	4–7 g	
Abendessen	1 Scheibe Vollkornbrot (55 g)	4 g	24 g
	1 Brötchen	3 g	
	30 g Weichkäse	6 g	
	30 g Wurst oder 40 g Walnüsse	6 g	
	40 g Magerquark oder 150 g Joghurt	5 g	

Vitamin D und Calcium nicht vergessen

Für Muskelkraft und stabile Knochen sind auch der Mineralstoff Calcium und Vitamin D wichtig. Calcium steckt reichlich in Milch und Milchprodukten, aber auch in grünem Gemüse wie Grünkohl und Brokkoli sowie Nüssen und manchem Mineralwasser. Vitamin D kommt in Lebensmitteln – außer fettem Fisch, Leber, Eiern und Pilzen – kaum vor. Wir können das Vitamin D aber selbst produzieren, wenn Sonne auf die Haut scheint. Allerdings lässt diese Eigenproduktion mit dem Alter nach. Daher kann es für Menschen ab 65 Jahren sinnvoll sein, ein Vitamin-D-Präparat einzunehmen, vor allem, wenn man das Haus nicht mehr verlassen kann. Eine Tagesdosis von 20 Mikrogramm Vitamin D (800 Internationale Einheiten, IE) ist ausreichend.

Nahrungsergänzung mit einzelnen Aminosäuren ist unnötig

Die Einnahme von Nahrungsergänzungsmitteln mit einzelnen Aminosäuren ist hingegen nicht hilfreich, im Gegenteil, sie kann die Aufnahme anderer Aminosäuren im Körper blockieren. Das gilt – trotz ihres positiven Einflusses auf die Muskeln im Alter – auch für die Aminosäure Leucin in isolierter Form.

Den Muskelaufbau stimulieren

Wie schon erwähnt, stimuliert insbesondere die Aminosäure Leucin den Aufbau von Muskelproteinen im Körper. Daher spielt der Leucingehalt in einem Nahrungsprotein eine zentrale Rolle für den Muskelaufbau. Das könnte speziell für ältere Menschen interessant sein, um Muskelschwund und Krafteinbußen abzumildern oder Sarkopenie zu behandeln.

Studien deuten an, dass eine erhöhte Proteinzufuhr mit gleichzeitig erhöhtem Leucingehalt zumindest kurzfristig den Aufbau von Muskelprotein fördern kann, insbesondere in Kombination mit Krafttraining. Die Einnahme eines isolierten Leucinpräparats ohne Krafttraining scheint nichts zu bringen. Insgesamt ergeben die Studienergebnisse noch kein klares Bild, ob eine Extradosis Leucin tatsächlich die Muskelmasse und Kraft im Alter fördert – das muss erst noch in Langzeitstudien am Menschen erforscht wer-

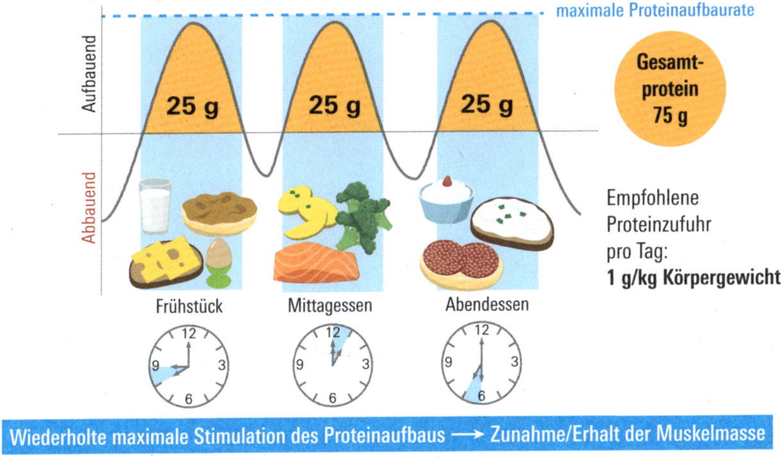

Optimale Verteilung der Proteinzufuhr am Beispiel eines älteren Menschen mit einem Gewicht von 75 Kilogramm.

den. Es gibt auch keine Zufuhrempfehlung für isoliertes Leucin.

Dennoch sind Nahrungsergänzungsmittel auf dem Markt, die mit Leucin als Mittel gegen den altersbedingten Muskelabbau werben. Speziell für Leucin gibt es bisher jedoch keine zugelassene gesundheitsbezogene Aussage. Die gibt es nur für Proteine als Ganzes. Das Bundesinstitut für Risikobewertung weist darauf hin, dass leucinhaltige Nahrungsergänzungsmittel wegen möglicher Gesundheitsrisiken wie einem erhöhten Blutspiegel des Zellgifts Ammoniak nicht überdosiert werden sollten. Zur Orientierung nennt das Institut für die maximale Tageszufuhr über leucinhaltige Nahrungsergänzungsmittel 4 Gramm pro Tag. Es rät aber, verzweigtkettige Aminosäuren nicht einzeln einzunehmen, sondern kombiniert, wie über eine Mahlzeit üblich. Eine Sicherheitsbewertung aus Kanada kommt zu dem Schluss, dass die Menge an Leucin aus allen Quellen –

dem Essen, dem Trinken und Nahrungsergänzungsmitteln – aus Sicherheitsgründen bei älteren Erwachsenen nicht über 30 Gramm pro Tag liegen sollte.

Der Bedarf an Leucin lässt sich durch proteinreiche Lebensmittel, die natürlicherweise Leucin enthalten, decken. Dazu gehören Fisch, Fleisch, Milch- und Milchprodukte, Eier, Hülsenfrüchte und Nüsse. Bei einem 75 Kilogramm wiegenden gesunden älteren Menschen liegt der Tagesbedarf an Leucin bei 2,9 Gramm. Diese Menge steckt zum Beispiel in

- **100 g Hüttenkäse** *(1 g Leucin),*
- **175 g Erbsen** *(0,88 g Leucin) und*
- **40 g Gouda** *(1 g Leucin)*

  oder
- **25 g Walnüssen** *(0,3 g Leucin),*
- **100 g gekochten Linsen** *(0,6 g Leucin),*
- **2 Scheiben Brot à 50 g** *(0,5 g Leucin),*
- **50 g Putenbrust** *(1 g Leucin) und*
- **1 Hühnerei** *(0,6 g Leucin)*

  oder
- **100 g Handkäse** *(2,7 g Leucin).*

Ein leucinreicher Proteinshake, den Sie zu Hause ganz einfach selbst zubereiten können, ist zum Beispiel ein Mix aus:

- **500 ml Buttermilch** *(166 g Leucin),*
- **60 g Haferflocken** *(678 g Leucin),*
- **60 g Magerquark** *(788 g Leucin),*
- **2 Handvoll Obst**

Diesen Mix können Sie eventuell noch mit Mineralwasser in die gewünschte Konsistenz bringen. In Summe enthält dieser Shake 1,6 Gramm Leucin.

FÜR DEN SPEZIFISCHEN MUSKELAUFBAU IM ALTER eignet sich Molkenprotein gut, da es überwiegend aus der Aminosäure Leucin besteht. Aufgrund der positiven Effekte auf das Muskelwachstum ist mit Leucin angereichertes Molkenprotein ein zentraler Bestandteil von vielen Proteinsupplementen, die bei älteren erkrankten Menschen eingesetzt werden.

Inflammaging – Proteine lindern stille Entzündungen

Stille Entzündungen sind chronische, unterschwellige Entzündungsprozesse im Körper, die oft unbemerkt bleiben. Stille Entzündungsprozesse im höheren Lebensalter, auch bekannt als „Inflammaging“ oder zu Deutsch „Entzündungsaltern“, fördern neben anderen Krankheiten auch die Sarkopenie.

Ein sitzender Lebensstil trägt wesentlich zum Entstehen entzündlicher Prozesse bei. Diese sind mit regelmäßiger Bewegung auch im höheren Alter reversibel. In Sachen Ernährung wirken Omega-3-Fettsäuren etwa aus fettem Fisch entzündungshemmend. Und es gibt erste Hinweise darauf, dass Proteine, insbesondere die aus Milch/Molke oder Soja, entzündungshemmend wirken könnten.

Ein Forschungsteam vom Deutschen Institut für Ernährungsforschung Potsdam-Rehbrücke (DIfE) hat eine achtwöchige Studie mit 61 gesunden Frauen und Männern im Alter von 65 bis 85 Jahren durchgeführt. Dabei fanden sie anhand von Blutproben heraus, dass sich eine Ernährung mit reichlich Omega-3-Fettsäuren (2,2 Gramm pro Tag) und Proteinen (1,2 bis 1,5 Gramm pro Kilogramm Körpergewicht und Tag) kombiniert mit regelmäßigem Sport positiv auf das Entzündungsgeschehen auswirken kann.

Das heißt, auch im Alter ist ein gesunder Lebensstil noch von Vorteil, zumindest, um die Begleiterscheinungen des Alterns zu mildern. Eine Kombination aus angepasster Ernährung und körperlicher Aktivität senkt dabei nicht nur Entzündungsmarker im Blut, sondern stärkt auch die Muskulatur, unterstützt Herz und Kreislauf und kräftigt das Immunsystem. All dies sind ebenfalls entscheidende Grundlagen für Selbstständigkeit und Lebensqualität im höheren Lebensalter.

Anhang

Wichtige Eigenschaften der 20 proteinogenen Aminosäuren

Aminosäure	Ungefähre Häufigkeit in Proteinen	Beispiele für wichtige Stoffwechselprodukte
Unentbehrliche Aminosäuren		
Histidin	2,2%	Histamin, Botenstoff bei entzündlichen und allergischen Reaktionen
Isoleucin	5,8%	
Leucin	9,5%	
Lysin	6,0%	Hydroxylysin
		Carnitin
Methionin	2,4%	Cystein, Homocystein, S-Adenosylmethionin (SAM)
Phenylalanin	4,1%	Tyrosin

Beispiele für Funktionen	Bedarf bei Erwachsenen und Besonderheiten
Gewebeaufbau im Wachstum	Tagesbedarf 10 mg pro kg Körpergewicht
Proteinaufbau, Unterstützung des Immunsystems, Fettsäuren- und Glukosestoffwechsel	Tagesbedarf 20 mg pro kg Körpergewicht Menschen mit Ahornsirupkrankheit müssen die Aufnahme der verzweigtkettigen Aminosäuren Isoleucin, Leucin und Valin einschränken.
Stimulation des Aufbaus von Muskelprotein, Regulation des Blutzuckerspiegels	Tagesbedarf 39 mg pro kg Körpergewicht
Bestandteil des Kollagens	Tagesbedarf 30 mg pro kg Körpergewicht
Transporter für Fettsäuren zur Verbrennung in die Zellkraftwerke	Limitierende Aminosäure in pflanzlichen Proteinquellen, vor allem in Getreide
Aufbau- und Entgiftungsreaktionen, Bildung von Kreatin und des Hormons Adrenalin	Tagesbedarf für die schwefelhaltigen Aminosäuren Methionin + Cystein 15 mg pro kg Körpergewicht Limitierende Aminosäure in Bohnen und anderen Hülsenfrüchten
Hormonbausteine, Energiestoffwechsel, Immunsystem	Tagesbedarf für Phenylalanin + Tyrosin 25 mg pro kg Körpergewicht Menschen mit Phenylketonurie müssen phenylalaninarm essen.

Aminosäure	Ungefähre Häufigkeit in Proteinen	Beispiele für wichtige Stoffwechselprodukte
Threonin	5,6%	Serin, Glycin
Tryptophan	1,2%	Serotonin, Melatonin
		Nikotinsäure (Niacin)
Valin	6,6%	Glutamat

Bedingt entbehrliche Aminosäuren

Arginin	5,2%	Kreatinphosphat
		Stickstoffmonoxid (NO)
		Spermidin und Spermin
Cystein	1,6%	Taurin
		Glutathion
		schwefelhaltige Gase
		Cystin
		Gallensäuren
		Homocystein

Beispiele für Funktionen	Bedarf bei Erwachsenen und Besonderheiten
Regulation von Funktionsproteinen oder Signalübertragungen, Stoffwechsel von Methionin, Aufbau von schützendem Schleim im Darm	Tagesbedarf 15 mg pro kg Körpergewicht
Botenstoffe für Schlaf, Stimmung, Schmerz	Tagesbedarf 4 mg pro kg Körpergewicht
Vitamin, wichtig für Zellteilung und Energiestoffwechsel	
Aufbau von Muskelprotein, Energieproduktion, Zucker- und Fettstoffwechsel, neurologische Gesundheit	Tagesbedarf 26 mg pro kg Körpergewicht
Kurzfristige Energiebereitstellung	Gilt als unentbehrlich bei akuten oder chronischen schweren Krankheiten wie Infektionen, Blutvergiftung und Krebs wegen erhöhtem Umsatz
Signalgeber, Durchblutung und Blutdruck	
DNA-Stabilität	
Wachstum, Wasser- und Salzhaushalt, Calciumspiegel in Zellen, Herzmuskel- und Nervenfunktion, Energieproduktion, Fettverdauung	Bei Früh- und Neugeborenen, bei Menschen mit Leberzirrhose oder Homocystinurie sowie bei einem Mangel an Methionin ist Cystein eine unentbehrliche Aminosäure, weil der Körper sie nicht ausreichend herstellen kann.
Radikalfänger	
Signalgeber	
Baustein des Strukturproteins Keratin in Haut, Haaren und Nägeln und des Hormons Insulin	
Fettverdauung	

Aminosäure	Ungefähre Häufigkeit in Proteinen	Beispiele für wichtige Stoffwechselprodukte
Glutamin	3,9%	
		Glutamat, GABA
		Glutathion
Serin	7,1%	Glycin, Cystein, Selenocystein
		Ethanolamin
		Cholin, Acetylcholin
Tyrosin	3,2%	Adrenalin
		Noradrenalin, Dopamin
		Thyronin (T_3), Thyroxin (T_4)
		Melanin
Entbehrliche Aminosäuren		
Alanin	7,6%	Glutamat, Prolin
Asparagin	4,3%	Asparaginsäure (Aspartat)
Aspartat (Asparaginsäure)	5,2%	Asparagin

Beispiele für Funktionen	Bedarf bei Erwachsenen und Besonderheiten
Stickstofftransport im Blut, Immunfunktion	Bei Früh- und Neugeborenen sowie Menschen mit schweren Infektionen, Krebs oder Verbrennungen und kritisch Kranken etwa mit Sepsis oder Multiorganversagen gilt Glutamin als eine unentbehrliche Aminosäure, weil die Eigenproduktion nicht ausreicht.
Signalstoffe im Gehirn	
Radikalfänger	
	Bei chronischer Harnvergiftung (Urämie) und bei Menschen, die unter Hämodialyse leiden (eingeschränkte Nierenfunktion) ist Serin unentbehrlich.
Aufbau von Phospholipiden, Membranbausteine	
Vitaminähnliche Substanz, Botenstoff	
Botenstoffe im Nervensystem	Bei Früh- und Neugeborenen sowie Menschen mit Leberzirrhose, Sepsis oder Phenylketonurie sowie bei einem Mangel an Phenylalanin ist Tyrosin unentbehrlich.
Schilddrüsenhormone	
Farbstoff in Haar und Haut, UV-Schutz	
Stickstofftransport im Blut, körpereigene Glukosebildung	
Stickstofflieferant, Synthese von DNA-Bausteinen, Regulation von Proteinen oder Signalwegen	Aus Asparagin und Zucker in über 120 Grad Celsius erhitzten kohlenhydratreichen Lebensmitteln wie Brot, Kartoffelchips und Kaffee entsteht Acrylamid, das in hohen Dosen krebserregend ist.
Stickstofflieferant	

Aminosäure	Ungefähre Häufigkeit in Proteinen	Beispiele für wichtige Stoffwechselprodukte
Glutamat	6,5 %	
		GABA
		Citrullin
		Glutamin, Prolin, Arginin, Aspartat und andere Aminosäuren
Glycin	6,8 %	
		Purinbasen
		Kreatinphosphat
		Gallensäuren
		Glutathion
Prolin	5,0 %	
		Glutamat, Arginin
		Hydroxyprolin

Beispiele für Funktionen	Bedarf bei Erwachsenen und Besonderheiten
Signalgeber im Gehirn, Überträger von Aminogruppen	Als Geschmacksverstärker („umami") Zusatzstoff in Lebensmitteln (E 620 bis E 625)
Signalgeber im Gehirn	
Harnstoffzyklus	
Drehscheibe im Aminosäurenstoffwechsel	
Botenstoff im Nervensystem	
Aufbau von DNA/RNA	
Kurzfristige Energiebereitstellung	
Emulgierung von Nahrungsfetten, Micellenbildung	
Radikalfänger	
Zellschutz, Baustein antimikrobieller Peptide, Signalübertragung	
Baustein der Bindegewebsproteine Elastin und Kollagen	

Proteingehalte von pflanzlichen Lebensmitteln

Lebensmittel	Proteingehalt in Gramm pro 100 Gramm
Hülsenfrüchte und Hülsenfruchtprodukte	
Lupinenmehl	38
Erdnüsse, geröstet	27
Tempeh	19
Tofu, gegart	16
Sojabohnen, gegart	15
Weiße Bohnen, gegart	10
Linsen, gegart	9
Kichererbsen, Konserve	7
Erbsen, grün, gegart	7
Kidneybohnen, Konserve	5
Sojadrink	3,5
Nüsse und Samen	
Kürbiskerne	36
Mandeln	24
Leinsamen	22
Sonnenblumenkerne	22
Cashewnüsse	21

Lebensmittel	Proteingehalt in Gramm pro 100 Gramm
Sesam	21
Pistazien, geröstet	18
Haselnüsse	16
Walnüsse	16
Edelkastanien (Maronen), gegrillt	3
Mandeldrink	0,5
Getreide und Getreideprodukte, Pseudogetreide	
Weizenkeime	29
Haferflocken	13
Weizen- oder Dinkelvollkornmehl	12
Weißbrot	8
Vollkornbrot	7
Nudeln, gegart	6
Couscous, gekocht	5
Hirse, gegart	4
Quinoa, gekocht	3,5
Reis, gekocht	2
Haferdrink	1

Lebensmittel	Proteingehalt in Gramm pro 100 Gramm
Pilze, Algen	
Pilze, getrocknet	48
Wakame, getrocknet	14
Noriblätter (Sushi)	11,5
Steinpilze, gebraten	7,5
Algen, roh	6
Champignons, gedünstet	5,5
Austernpilze, gegart	3,5
Kräuterseitlinge, roh	3,5
Pfifferlinge	2,5
Shitakepilze, gegart	1,5
Gemüse, Kartoffeln	
Knoblauch	6
Brokkoli, roh	4
Rosenkohl, gegart	4
Gemüsemais, Konserve	3
Spinat, gegart	3
Kartoffeln, geschält, gekocht	2
Tomatenmark	2
Weißkohl	1,5
Paprikaschoten	1
Karotten, roh	0,8

Lebensmittel	Proteingehalt in Gramm pro 100 Gramm
Obst	
Feigen, getrocknet	3,5
Hagebutten	3,5
Rosinen	2,5
Avocados	2
Datteln	2
Bananen	1
Orangen	1
Erdbeeren	0,8
Äpfel	0,3

Proteingehalte von tierischen Lebensmitteln

Lebensmittel	Proteingehalt in Gramm pro 100 Gramm
Insekten	
Hausgrillen, getrocknet	67
Heuschrecken, getrocknet	61
Buffalowürmer, getrocknet	60
Mehlwürmer, getrocknet	52
Fleisch und Wurst	
Parmaschinken, gekocht	31
Geflügelsalami	29
Schweine- oder Rindfleisch, gegart	28
Schwarzwälder Schinken	26,5
Geflügel, gegart	26
Hähnchenfleisch	20
Lachsschinken	18,5
Wiener Würstchen	13,5
Bratwurst	13
Teewurst	12
Fisch, Meeresfrüchte	
Thunfisch, Konserve	24
Forelle, gegart	23
Lachs, gegart	22,5

Lebensmittel	Proteingehalt in Gramm pro 100 Gramm
Garnelen, gebraten	21
Hering, gegart	21
Kabeljau, gegart	20,5
Sardellen, Konserve	20
Karpfen, geräuchert	19
Krabben, gegart	18,5
Tintenfisch, frittiert	15
Milch und Milchprodukte	
Emmentaler (mind. 45 % Fett i. Tr.)	28
Gouda (mind. 45 % Fett i. Tr.)	22
Camembert (mind. 45 % Fett i. Tr.)	21
Körniger Frischkäse (mind. 10 % Fett i. Tr.)	13,5
Magerquark (< 10 % Fett i. Tr.)	14
Sahnequark (mind. 40 % Fett i. Tr.)	11
Frischkäse (mind. 60 % Fett i. Tr.)	11
Skyr	10
Joghurt (3,5 % Fett)	4
Kuhmilch (3,5 % Fett)	3
Butter	0,7
Ei	
Eigelb	16
Hühnerei	12
Eiweiß	11

Service

Zur weiteren Recherche

Fakeshop-Finder
www.verbraucherzentrale.de/fakeshopfinder-71560

Klartext Nahrungsergänzung
www.klartext-nahrungsergaenzung.de/wissen/projekt-klartext-nem/verbraucherwarnungen-21536

VDOe BerufsVerband Oecotrophologie e. V.
www.vdoe.de/beruf/vdoe-expertensuche

Deutsche Gesellschaft für Ernährung e. V.
www.dge.de/beratung/

Deutsche Gesellschaft der qualifizierten Ernährungstherapeuten und Ernährungsberater – QUETHEB e. V.
www.quetheb.de/expertenpool

Verband der Diätassistenten
www.vdd.de/diaetassistenten-suche

Verband für Ernährung und Diätetik e. V.
www.vfed.de/de/fachkräfte-suche

Abkürzungsverzeichnis

g = Gramm
kg = Kilogramm
l = Liter
mg = Milligramm
ml = Milliliter

Organisationen

DGE = Deutsche Gesellschaft für Ernährung e. V.
DIfE = Deutsches Institut für Ernährungsforschung Potsdam-Rehbrücke
EFSA = Europäische Behörde für Lebensmittelsicherheit
ESPEN = Europäische Gesellschaft für Enterale und Parenterale Ernährung
WHO = Weltgesundheitsheitsorganisation

Register

E

F

G

H

I, J

K

L

M

Dr. Angela Bechthold ist Ernährungswissenschaftlerin und Fachjournalistin (FJS). Mit langjähriger Berufserfahrung als wissenschaftliche Mitarbeiterin der Deutschen Gesellschaft für Ernährung e. V. (DGE) hat sie umfassende Erfahrung im evidenzbasierten Arbeiten an der Schnittstelle zwischen Forschung und Praxis. Seit 2020 ist sie hauptberuflich als freie Wissenschaftsjournalistin tätig.

Dr. Sarah Egert ist Professorin für Ernährungsphysiologie und leitet das Institut für Ernährungs- und Lebensmittelwissenschaften der Rheinischen Friedrich-Wilhelms-Universität Bonn.

Stiftung Warentest
Lützowplatz 11–13, 10785 Berlin
www.test.de
email@stiftung-warentest.de
USt-IdNr.: DE136725570

Vorständin: Julia Bönisch

Stiftung Warentest

Programmleitung: Niclas Dewitz
Autorin: Dr. Angela Bechthold
Fachliche Durchsicht und Beratung: Prof. Dr. Sarah Egert
Projektleitung: Veronika Schuster, Assal Azodi
Lektorat: Ulrike Burgi
Mitarbeit: Merit Niemeitz
Korrektorat: Nicole Woratz, Berlin
Titelentwurf: Christian Königsmann
Grafik, Satz: Anne-Katrin Körbi
Produktion: Anne-Katrin Körbi
Verlagsherstellung: Rita Brosius (Ltg.), Romy Alig, Susanne Beeh
Druck: Aumüller Druck GmbH & Co. KG, Regensburg

ISBN: 978-3-7471-0986-1